1. Auflage 2016

# Max Schuster

# Rehabilitation von Hirnverletzten, Koma- und Wachkomapatienten

Mit 82 Bildern

## Gesamt-Konzept und Behandlungsgrundlagen des Therapiezentrums Burgau

www.therapiezentrum-burgau.de

Fotos: Marcus Merk, Ulrich Wirth, TZB

## IMPRESSUM

### Rehabilitation von Hirnverletzten, Koma- und Wachkomapatienten

© Max Schuster
  Daimlerstraße 15
  D-86356 Neusäß
  www.max-schuster.info

Verlag:          Eigenverlag
Druck/Versand: Druckerei Bayerlein
                 D-86356 Neusäß
                 verlagsversand-schuster@bayerlein.de
                 www.bayerlein.de

ISBN 978-3-00-054912-0

# Inhaltsverzeichnis

# Vorgeschichte

Da ich weder Arzt noch Therapeut bin, ist es wohl erklärungsbedürftig, warum ich als medizinischer Laie eine Spezialklinik mit einem in Deutschland 1988 weitgehend unbekannten Behandlungskonzept für schwer Hirnverletzte gründen und erfolgreich führen konnte.

Am 17. September 1987 geriet ich ahnungslos in einen unfallbedingten Stau, sah Blaulicht und Ambulanzen, und fand meine 17-jährige Tochter Evi leblos auf der Straße, als die Polizei den Verkehr an der Unfallstelle vorbeileitete.

Ich folgte dem Notarztwagen in das Augsburger Zentralklinikum und war fortan Tag und Nacht, unterbrochen nur von Schlafpausen, bei meiner Tochter, habe die Behandlung im Krankenhaus hautnah erlebt, die pflegerischen Aktivitäten schnell gelernt und teilweise selbst ausgeführt.

Evi war mit ihrem Motorroller frontal gegen ein Auto geprallt, dann ca. 25 Meter in Gegenrichtung durch die Luft geflogen und auf die Straße geknallt.

Diagnose: schweres Schädelhirntrauma, Schädel- und Felsenbeinbruch

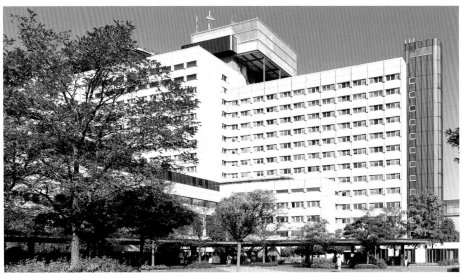

*Klinikum Augsburg*                                                                 *Foto: Ulrich Wirth*

Meine Tochter wurde von einem an der Unfallkreuzung wohnenden Arzt und danach im Zentralklinikum Augsburg (ZKA) reanimiert, beatmet und intensivmedizinisch und neurochirurgisch qualifiziert behandelt. Trotz schwersten Verlaufs überlebte meine Tochter, aber sie blieb auch nach vierwöchiger Behandlung im Wachkoma (apallisches Syndrom) – und dann begann eine unglaubliche Dramatik.

Ein Behandlungskonzept wie im Folgenden in diesem Buch geschildert, war unbekannt. Evi wurde durch Nasensonde ernährt, war inkontinent, die vordere Schädelkalotte wurde wegen des stark ansteigenden Hirndrucks operativ entfernt. Sie hatte hohes Fieber, war tracheotomiert und beatmet.

Nach ca. zehn Tagen war sie von den Kreislauffunktionen her stabil und konnte spontan atmen. Evi hatte starke Beuge- und Streckkrämpfe und bewegte nach gleichem Schema zunächst die Finger, dann die Hand, die Arme und die Beine, was von den Ärzten als Spastik diagnostiziert wurde. Wahrscheinlich war es jedoch nur eine durch Schmerz bedingte Muskelhyperaktivität gewesen.

In diesem Stadium konnte Evi Schmerz nicht äußern und ihre Lage nicht eigenständig verändern. Durch das wochenlange Liegen ohne fachgerechte Lagerung und Umlagerung und das unterlassene Aufstellen auf die eigenen Füße entstanden starke Kontrakturen (Versteifungen) an Armen, Händen, Füßen und Schultern.

Etwa vier Wochen nach dem Unfall erklärte man uns, dass die Akutklinik für Evi nichts mehr tun könne, eine Verlegung in eine geeignete Rehabilitationsklinik jedoch daran scheitere, dass generell die Rehakliniken Patienten erst dann aufnehmen würden, wenn diese kommunizieren könnten, kontinent seien und eine orale Nahrungsaufnahme gewährleistet sei.

Die behandelnden Ärzte erklärten uns, dass eine Rehabilitation unserer Tochter nach diesem Verlauf und nach inzwischen vierwöchigem Koma nicht mehr möglich sei und sie wohl im Wachkoma bleiben und lebenslang dahindämmern würde. Ich solle mich mit einer Verlegung in ein Pflegeheim abfinden.

Als ich dies ablehnte, wurden wir aufgefordert, uns selbst um eine Rehaklinik zu bemühen, da die Intensivbetten im Akuthaus dringend für Neuaufnahmen benötigt würden und Evi deshalb nicht länger auf der Intensivstation bleiben könne.

Der Druck auf uns steigerte sich kontinuierlich. Ich setzte mich daraufhin mit allen infrage kommenden deutschen Rehakliniken in Verbindung, besuchte sie teilweise und bat um Aufnahme meiner Tochter – leider erfolglos. „In diesem Zustand können wir Ihre Tochter nicht aufnehmen."

Wir fanden einen externen Sprachheillehrer, der mit Evi Mundtherapien im Zentralklinikum Augsburg machte und es schaffte, dass Evi flüssige Nahrung und Getränke schlucken und somit wenigstens teilweise oral ernährt werden konnte.

Durch Vermittlung des neurochirurgischen Chefarztes im Zentralklinikum erklärte sich eine, vom neurologischen Lehrstuhlinhaber der dortigen Universität geleiteten deutschen Rehaklinik bereit, unsere Tochter als Privatpatientin des Professors aufzunehmen. Wir waren sehr erleichtert und voller Hoffnung, als die Verlegung drei Monate nach dem Unfall erfolgte.

Was dann dort während des siebenwöchigen Aufenthalts passierte, spottet jeder Beschreibung. Von einer qualifizierten Rehabehandlung konnte keine Rede sein. Die bisher im Zentralklinikum durch den Sprachheillehrer erzielten kleinen Fortschritte wurden dort schnell zunichtegemacht. Evi wurden zur Rückbildung der fürchterlichen Beinkontrakturen an beiden Beinen für mehrere Stunden täglich wahre Marterinstrumente, nämlich sogenannte Quengelschienen, angelegt, die völlig kontraproduktiv waren.

Durch das unerträgliche Schmerzen verursachende Anlegen der Beinquengelschienen verstärkte sich die Abwehrreaktion der Patientin durch Muskelhyperaktivität und infolgedessen auch die Kontrakturen. Ich hörte Evi vor Schmerz bis ins Treppenhaus schreien, wenn ich in die Klinik kam.

Eine Thrombose wurde trotz meines Hinweises, dass Evi eine stark verhärtete Schwellung am Oberarm hatte, vom Chefarzt nicht erkannt, und anschließend riss eine Physiotherapeutin Evis Oberarmmuskel durch, sodass sie seither an einem starken Tremor im linken Arm leidet.

Evi erbrach ständig die Sondennahrung, und diese brodelte regelrecht in der Öffnung neben der Trachealkanüle und gelangte in die Atemwege. Offensichtlich waren die Pflegekräfte mit dem Handling von Sondennahrung und der

Versorgung der Trachealkanüle völlig überfordert. Anstatt die Tropfgeschwindigkeit der Sondennahrung bedarfsgerecht einzustellen und die Trachealkanüle richtig zu versorgen, ließ der Professor von der Orthopädiewerkstatt eine Art Vordach mit Seitenwangen herstellen, ein wahres Monstrum, das der Patientin um den Hals angelegt wurde, damit die erbrochene Sondennahrung nicht in die Öffnung bei der Trachealkanüle gelangen konnte. Das Anlegen der Manschette war wegen Würgereflexen unmöglich.

Schlussendlich fanden wir unsere Tochter wegen Überdosierung von Beruhigungsmitteln in leblosem Zustand ohne tastbaren Puls in dieser Klinik vor, und ich veranlasste in Panik die notfallmäßige Rückverlegung in das Augsburger Zentralklinikum.

Dort wurde Evi erneut mit intensivmedizinischen Maßnahmen behandelt und überlebte.

Aber der Druck auf uns als Angehörige, endlich ein Pflegeheim oder eine Rehaklinik zu finden, wuchs ständig.

Erneut wurde mir von den Ärzten im Zentralklinikum wie auch von verschiedenen von mir konsultierten Professoren und Ärzten in Augsburg, Günzburg, München und anderen Städten erklärt, dass keine Chance zur Rehabilitation mehr bestehe und Evi im Zustand des Wachkomas bleiben werde.

Es sei wissenschaftlich erwiesen, dass Patienten, die sich mehrere Wochen im Koma oder Wachkoma befänden, sogenannte Apalliker, nicht mehr rehabilitiert werden könnten, erklärten die von mir konsultierten Ärzte.

Ich begann daraufhin, im Ausland nach einer geeigneten Rehaklinik zu suchen, und telefonierte tagelang mit ausländischen Kliniken. Nach einer regelrechten Odyssee fand ich das Meadowbrook Hospital in Gardner bei Kansas City, USA, flog sofort dorthin und konnte mich, bei einem mehrwöchigen Aufenthalt von der qualifizierten Behandlung von schwer hirnverletzten Komapatienten überzeugen.

Ich bekam ein Zimmer in der Klinik und durfte den ganzen Tag an Patientenbehandlungen und therapeutischen Aktivitäten teilnehmen. Alle Behand-

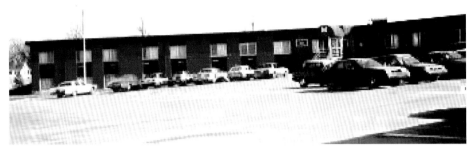
*Meadowbrook Hospital Gardener (USA)*

lungskonzepte und Hintergründe wurden mir erklärt, meine unzähligen Fragen geduldig und ausführlich beantwortet. Man gab mir entsprechende Unterlagen, und ich lernte viele Ärzte, Pflegekräfte und Therapeutinnen kennen.

Mir gingen regelrecht die Augen über, als einige von der Klinik eingeladene Patienten mit dem Auto vorfuhren und mir erklärten, dass sie nach mehrmonatigem Koma in dieser Klinik rehabilitiert worden seien und heute, zwar mit einigen Behinderungen, ein selbstständiges Leben führen können.

Nach Einsicht in die Krankenunterlagen erklärte sich die Klinik bereit, meine Tochter aufzunehmen. Ohne Versprechungen zu machen, hielt die Klinik eine weitgehende Rehabilitation für möglich, wobei allerdings auch bei ihr Behinderungen bleiben könnten.

Trotz intensiver Bemühungen scheiterte die Verlegung meiner Tochter in diese US-Klinik an einem Arzt der Fluggesellschaft, der nach Kontakten mit dem Augsburger Klinikum den Transport ablehnte, weil er meine Tochter als Gehirntote (Nulllinie im EEG) betrachtete. Das EEG wurde im sedierten Zustand abgeleitet, wie ich heute weiß.

Nach weiteren tagelangen Telefonaten auf der Suche nach einer Rehaklinik machte ich Pat Davies in Bad Ragaz, Schweiz, ausfindig, besuchte diese am nächsten Tag und konnte mit ihrer Hilfe, nach Überwindung erheblicher Schwierigkeiten, eine Aufnahme in die Rehaklinik Valens, Schweiz, erreichen. Dort wurde Evi eineinhalb Jahre lang von einem qualifizierten Rehabilitationsteam behandelt.

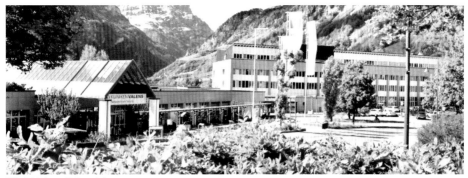

*Klink Valens (Schweiz)*

Entgegen der negativen Prognosen in Deutschland kamen die geistigen Fähigkeiten weitgehend zurück. Evi konnte nach monatelanger qualifizierter Behandlung sprechen, selbstständig essen, die Morgentoilette ohne Hilfe durchführen, sich ankleiden, war kontinent, und die fürchterlichen Beinkontrakturen wurden in einem monatelangen aufwendigen und schmerzhaften Verfahren weitgehend zurückgebildet. Sie konnte mit Krücken, zwar unsicher, aber immerhin kurze Strecken gehen und sich im Rollstuhl selbst fortbewegen.

In diesen eineinhalb Jahren in Valens war ich, in den ersten sechs Monaten immer persönlich und später abwechselnd mit anderen Familienangehörigen, bei unserer Tochter. Ich konnte an allen Therapien teilnehmen. Und ich werde niemals die die vielen Nächte vergessen, in denen ich Evi bei Komplikationen beistand. Unter Anleitung habe ich viele therapeutische Aktivitäten selbst ausgeführt.

Pat Davies, eine Spezialistin des Fortbildungszentrums Hermitage in Bad Ragaz, begleitete den Verlauf, behandelte Evi selbst und diskutierte mit den Therapeuten und Ärzten der Klinik Valens die jeweiligen weiteren Maßnahmen.

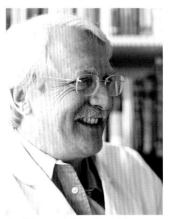

*Prof. Dr. med. Jürg Kesselring*
*FRCP/Chefarzt Klinik Valens*

Durch die Klinik Valens und durch Pat Davies hatte ich das große Glück, viele bekannte Experten wie Dr. Zinn, Prof. Dr. Kesselring, das Ehepaar Bobath, Geoff Maitland, Dr. Félicie Affolter, Hans Sonderegger, Kay Coombes, Gisela Rolf, Urs Gamper, Jan Kool und viele andere Ärzte und Therapeuten kennenzulernen. Ich konnte an Seminaren und Schulungen teilnehmen, und ich bekam qualifizierte und begründete Antworten auf meine vielen Fragen. Im späteren Verlauf nahm ich an mehrwöchigen Seminaren mit Dr. Félicie Affolter, Dr. Walter Bischofberger und Hans Sonderegger teil.

Ich musste wichtige, oft äußerst unangenehme Selbsterfahrungen machen, die wiederum Voraussetzung waren für das Erlernen von therapeutischen Aktivitäten und für das Verständnis, was Patienten empfinden. Mit verbundenen Augen wurde zum Beispiel mit mir all das gemacht, was mit den Patienten geschieht.

Als Evi in Valens entlassen wurde, war mein erster Weg mit ihr ins Augsburger Zentralklinikum zu Chefarzt Professor Grumme, der Evis qualifizierte, neurochirurgische Erstbehandlung durchgeführt, sie aber nach mehreren Wochen im Koma aufgegeben hatte.

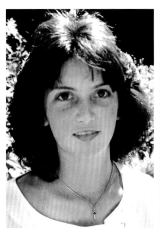
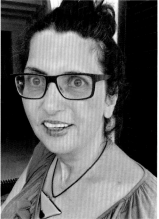

Er war sprachlos, als er Evi sah, und konnte nicht glauben, dass dies seine frühere Patientin war. Und er war vollständig perplex, als er im Gespräch mit Evi logische Antworten erhielt und sich normal mir ihr unterhalten konnte, obwohl Evi verzögert und etwas undeutlich sprach.

*Evi Schuster 1987 vor dem Unfall*     *Evi Schuster 2016, 29 Jhr. n. d. Unfall*

Professor Grumme erklärte mir daraufhin, dass es zwingend notwendig sei, in Deutschland solche Rehakliniken wie Valens zu schaffen, und dass es sich jährlich um 55 bis 65 Patienten nur im Augsburger Klinikum handeln würde, die er mangels geeigneter Rehakliniken in Pflege- oder Altenheime oder Psychiatrien verlegen müsse, wo sie ohne Rehabilitationschance dahinvegetieren würden.

Er erklärte mir, dass die Situation in allen deutschen Akutkliniken ähnlich sei, und zeigte mir im Zentralklinikum Augsburg verschiedene Patienten, die in ähnlicher Situation wie Evi waren und für die er keine geeignete Rehabilitationsklinik finden konnte.

Wenig später übergab er mir Schreiben von Chefärzten der meisten bayerischen neurochirurgischen Akutkliniken, die die Fallzahlen der hirnverletzten Wachkomapatienten nannten, die sie nicht in Rehakliniken verlegen konnten.

In diesem Gespräch wurde mir klar, dass es sich um Zehntausende von Patienten jährlich in Deutschland handeln dürfte. Und ich wollte unbedingt anderen Patienten in vergleichbaren Situationen all das ersparen, was unsere Tochter und wir hatten durchmachen müssen.

Über die gesamte Zeit von Evis Rehabilitation dachte ich immer daran, wenn Gleiches einem meiner Mitarbeiter passiert wäre – er hätte wohl kaum eine Chance zur Rehabilitation gehabt.

In Kenntnis der damaligen Situation in Deutschland wollte ich nicht untätig bleiben und bot Prof. Grumme an, erhebliche Finanzmittel für eine solche Rehaklinik als Spende bereitzustellen und Kontakte zu entsprechenden Fachleuten zu knüpfen. Niemand war jedoch in den folgenden Monaten bereit, eine solche Rehaklinik zu schaffen.

Nach anderthalbjähriger Abwesenheit war ich mit der Leitung meiner mittelständischen Firma vollständig ausgelastet. Trotzdem machte ich mir Selbstvorwürfe, weil in Sichtweite meiner Firma im Augsburger Zentralklinikum und in anderen Kliniken in Deutschland viele Patienten ohne Chance zur Rehabilitation dahinsiechten.

Damit wollte und konnte ich nicht mehr leben, und ich entschloss mich spontan, selbst eine solche Rehaklinik zu gründen, insbesondere auch deshalb, weil ich in den letzten eineinhalb Jahren einiges an Know-how erworben hatte.

Es war mir klar, dass die Bau- und Ausstattungskosten mit Eigenmitteln und Spenden bestritten werden müssen.

Gegen kaum vorstellbare erhebliche Widerstände der zuständigen Behörden und vor allen Dingen auch aus dem universitären Medizinbereich entstand in gemie-

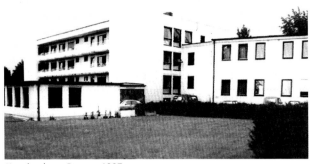
Krankenhaus Burgau 1987

teten Räumen im von der Stilllegung bedrohten alten Krankenhaus Burgau eine 20-Betten-Station, in die anfänglich nur Patienten aufgenommen wurden, die zu hoffnungslosen Pflegefällen erklärt worden waren.

Großer Dank gebührt den Krankenkassen, die nach kritischer Prüfung die Betriebskostenfinanzierung in damals beträchtlicher Höhe zusagten.

Mit dem richtigen, nicht angreifbaren therapeutischen Konzept, mit großem Durchsetzungsvermögen und Standhaftigkeit und auch mit Glück, zum Beispiel durch Presseunterstützung, konnten die vielen erheblichen Hürden, die der Gründung des Therapiezentrums Burgau im Wege standen, überwunden werden.

Im ersten Jahr konnten zwei Drittel der anfänglich aufgenommenen Patienten weitgehend, wenn auch teilweise mit Behinderungen, rehabilitiert werden. Alle diese Patienten waren im Vorfeld aufgegeben und als nicht rehabilitierbare Pflegefälle eingestuft worden.

Nach einem Jahr wurde das Ergebnis unserer Arbeit der Öffentlichkeit, den Medizinern, Behörden und den Kostenträgern vorgestellt, wobei die Videofilme der Patientenverläufe vorgeführt wurden und die rehabilitierten Patienten anwesend waren.

Damit war die ursprünglich vorherrschende Ansicht, dass Patienten nach mehrwöchigem Koma nicht rehabilitiert werden können, eindrucksvoll widerlegt.

Nach anfänglicher Ablehnung war das Bayerische Sozialministerium nunmehr davon überzeugt, dass die sogenannten „Apalliker" entgegen der bisher geltenden Meinung rehabilitiert werden können. Der weitere Ausbau des Therapiezentrums Burgau (TZB) wurde dann von der Bayerischen Staatsregierung gefordert und finanziell großzügig gefördert.

Das TZB hat heute 108 Betten, beschäftigt über 400 Mitarbeiter und hat ein eigenes Schulungszentrum, in dem eigene und externe Ärzte, Pflegekräfte und Therapeuten weitergebildet werden.

Ich setzte mich in den Folgejahren massiv für eine flächendeckende Versorgung in Bayern ein. Die Bayerische Staatsregierung schuf anschließend sechs weitere, gleichartige Rehakliniken in Bayern und war damit Vorreiter in Deutschland.

Wir waren im TZB jahrelang mit Besuchergruppen überlaufen, denen wir bereitwillig unser Know-how vermittelten, wenn sie eine ähnliche Rehaklinik für Hirnverletzte schaffen wollten.

So entstand in den späteren Jahren ein flächendeckendes Netz von Rehakliniken für Hirnverletzte in Deutschland, die auch Koma- und Wachkomapatienten aufnehmen.

Es wäre zu wünschen, dass auch dort ein ähnlich erfolgreiches Behandlungskonzept praktiziert wird wie im TZB, das ich im Folgenden schildere.

Der Südwestfunk drehte 1997 den Spielfilm „Mein Kind muss leben", eine Tatsachenschilderung der Krankengeschichte von Evi Schuster. Alle Personen wurden von Schauspielern dargestellt.

Hauptrollen:    Heinz Hoenig          als Max Schuster
                  Margarita Broich     als Erna Schuster
                  Barbara Herschbach   als Evi Schuster

Der Film wurde mehrfach in deutschen (ARD, Arte) sowie ausländischen TV-Sendern ausgestrahlt.

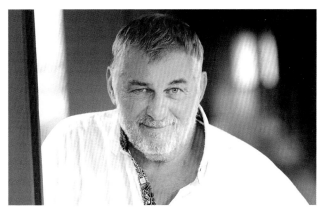

*Heinz Hoenig*

# Vorwort

Das Behandlungskonzept des Therapiezentrums Burgau, im Folgenden TZB genannt, basiert auf den in der Vorgeschichte geschilderten Erfahrungen mit meiner eigenen Tochter und verschiedenen anderen Patienten unter Einbeziehung der fachlichen Ratschläge, insbesondere von Pat Davies, die das Behandlungskonzept mitgestaltet hat, den Ärzten und Therapeuten der Klinik Valens, den vielen in der Vorgeschichte genannten Fachleuten, auf eigenem Wissen, erworben in Schulungen und Fortbildungsveranstaltungen, sowie meinen Erfahrungen in der Meadowbrook Klinik in Gardner, USA.

Bei allen, die mir bei der Konzepterstellung mit Rat und Tat zur Seite standen, allen voran Pat Davies, bedanke ich mich ganz herzlich für ihr großes Engagement und ihre Hilfe, die ohne jegliche finanzielle Entschädigung erfolgte.

Obwohl das Therapiezentrum Burgau seit nunmehr 26 Jahren mit großem Erfolg arbeitet, ist das Behandlungskonzept des TZB zur Rehabilitation von Hirnverletzten leider noch nicht in die medizinischen Standards eingeflossen.

Demzufolge wird den Ärzten dieses Wissen im Medizinstudium auch heute noch nicht vermittelt. Ich hoffe, dass künftig geeignete Studien und Publikationen erstellt werden, mit denen die objektiv vorhandenen Behandlungserfolge von Hirnverletzten mit dem therapeutischen Konzept des Therapiezentrums Burgau auch wissenschaftlich untermauert werden können. Dies scheiterte bisher unter anderem auch daran, dass aus ethischen Gründen keine Vergleichsgruppe herangezogen werden konnte, die ohne durchgängiges Behandlungskonzept und/oder weniger intensiv behandelt wurde.

Mein Leitgedanke und meine Motivation zum Aufbau des Therapiezentrums Burgau war und ist,

- den vielen Patienten, die bisher nach mehrwöchigem Koma oder Wachkoma als nicht rehabilitierbar galten, eine realistische Chance zur Rehabilitation zu geben,

- ein durchgängiges interdisziplinäres Rehabilitationskonzept zur optimalen Behandlung von Hirnverletzten und Koma- und Wachkomapatienten zu erstellen,

- dies alles nicht nur zu entwerfen, sondern auch in der Praxis zu erproben und die Erfolge des Behandlungskonzeptes zu beweisen und

- das Entstehen weiterer solcher Rehakliniken in Deutschland anzuregen und so künftig einer großen Zahl von Patienten lebenslanges Siechtum und auch den Angehörigen all das zu ersparen, was wir durchmachen mussten.

In meinen Ausführungen spreche ich Probleme mit der nötigen Klarheit an und zeige mit der gleichen Deutlichkeit wünschenswertes Verhalten und Lösungsmöglichkeiten auf.

Wenn ich im Nachfolgenden wegen der besseren Lesbarkeit die männliche oder weibliche Berufsbezeichnung verwende, so ist dies rein zufällig. Gemeint ist immer auch das jeweils andere Geschlecht.

Auf medizinische Fachausdrücke, lateinische Bezeichnungen und Fremdwörter verzichte ich weitgehend, da dieses Buch auch von Angehörigen und medizinischen Laien verstanden werden soll.

Es geht mir auch darum, die Unterschiede zwischen den früheren unzulänglichen Behandlungsmethoden von Hirnverletzten, mit schlimmen Folgen für die Patienten, und dem heute erreichten Behandlungsstandard deutlich herauszustellen, um einen Rückfall auf den früheren Stand zu verhindern. Ich habe deshalb die Vorgeschichte realistisch, den Tatsachen entsprechend, ohne Übertreibungen dargestellt.

An vielen Stellen, dort, wo es mir besonders wichtig erscheint, schildere ich Beispiele aus eigenem Erleben, um Missverständnisse, die bei anonymer Schilderung leicht auftreten können, zu vermeiden.

Während die meisten akutmedizinischen Fachbereiche, insbesondere auch die für die Behandlung von Hirnverletzten, wichtige Disziplinen wie Neurochirurgie, Intensivmedizin, Unfallmedizin etc. und die bildgebende Diagnostik bis zum Jahr

1988 wahre Quantensprünge gemacht und dadurch zunehmend mehr Patienten überlebt haben, konnte die neurologische Rehabilitation damit offenbar nicht Schritt halten.

Die Folge war, dass damals mehr Patienten im Koma oder Wachkoma überlebten, die dann nach Abschluss der Akutversorgung vor einem regelrechten Versorgungsloch standen. Möglicherweise wurde bei der Rehabilitation zu viel auf den symptombezogenen Medikamenteneinsatz gesetzt statt auf eine Kausalbehandlung.

Wenig Erfolg versprechend war auch die damals übliche Verordnungspraxis von Fachtherapien, wie Physio-, Ergo- und neuropsychologische Therapie und Logopädie, die ohne Diskussion mit den Fachtherapeuten verordnet wurden. Der Patient erhielt zum Beispiel täglich eine Stunde Krankengymnastik, diese wurde dann oft von wechselnden und in verschiedenen Fachrichtungen ausgebildeten Physiotherapeuten durchgeführt, beispielsweise heute nach dem Therapiekonzept von Voijta, morgen nach Bobath, übermorgen mit Fußzonenreflexbehandlung usw. Ähnliches galt bei anderen Fachtherapien. Dass dies wenig erfolgreich sein konnte, ist evident. Dies alles habe ich leidvoll erlebt.

Nachdem es kein durchgängiges, interdisziplinäres Behandlungskonzept für Hirnverletzte gab, hielten sich die Behandlungserfolge in Grenzen.

Die Folge war, dass auch viele vermeidbare Komplikationen wie zum Beispiel Spitzfüße, Muskelhyperaktivität, Verstärkung von Spastik, Entwicklung von Kontrakturen etc. auftraten, die bei richtiger Behandlung größtenteils vermeidbar gewesen wären.

Ich habe selbst erlebt, dass Patienten, die Kontrakturen hatten, mit falscher Krankengymnastik, also mit dem schmerzhaften Aufdehnen der verformten Gelenke, behandelt wurden, wodurch sich die Spastik oder die Muskelhyperaktivität und in Folge die Kontrakturen, noch verstärkten.

Zusätzlich wurden vielfach sedierend wirkende Medikamente zur Muskellähmung eingesetzt (Symptombehandlung), die für den Wachheitsgrad des Patienten nicht förderlich waren.

Wenn Patienten mit fortschreitendem Wachheitsgrad aggressiv oder verwirrt reagierten, wurden häufig Psychopharmaka oder Beruhigungsmittel verabreicht oder gar die Patienten in die Psychiatrie verlegt.

Anstatt diese Ausfallerscheinungen als Fortschritt zu verstehen, wurden die vorgeschilderten kontraproduktiven Medikamente verordnet, die den Patienten ruhigstellten. Tatsächlich jedoch war der Patient unsicher oder verwirrt, und er reagierte aggressiv, weil er im Zuge des zunehmenden Wachwerdens sein Umfeld noch ungenügend realisierte und sich deshalb bedroht und unsicher fühlte.

Doch anstatt dem Patienten die fehlende Information über sein Umfeld zum Beispiel durch Spürimpulse zu vermitteln, wurden die Symptome oft mit den vorerwähnten Maßnahmen behandelt – mit für den Patienten oftmals fatalen Folgen.

Diagnostik und Behandlungsmethoden von wahrnehmungsgestörten Patienten waren weitgehend unbekannt.

Die Patienten lagen die meiste Zeit im Bett, wurden vorwiegend weder fachgerecht gelagert noch Tag und Nacht umgelagert oder auf ihre eigenen Füße gestellt mit besagten schwerwiegenden Folgen für die Patienten.

Ich erwähne diese Ausfallerscheinungen nur stellvertretend für viele andere ähnliche Defizite der Patienten, die meist durch Nebenwirkungen verursachendes Dämpfen des Symptoms anstelle einer Kausalbehandlung therapiert wurden.

Es ist deshalb unabdingbar, dass das gesamte therapeutische Team – also auch Ärzte, Therapeuten und Pflegekräfte – in den für die optimale Behandlung von Hirnverletzten wichtigen Behandlungskonzepten weitergebildet werden.

Nur wenn Ärzte, Pflegekräfte und Therapeuten ihre Fachkunde gebündelt zum Wohle des Patienten einbringen können und den individuellen Therapieplan gemeinsam entwickeln, wird der Patient optimal behandelt und das therapeutische Team entsprechend motiviert.

Dass sich das Konzept des TZB erfolgreich durchgesetzt hat, ist den eindrucksvollen Erfolgen bei bisher aufgegebenen Patienten zu verdanken.

Große Anerkennung und Dank hierfür gebührt den gut geschulten und mit Enthusiasmus tätigen Mitarbeitern der ersten Stunde und allen Mitarbeitern, die bis zum heutigen Tage ebenfalls mit großem Engagement für ihre Patienten tätig sind.

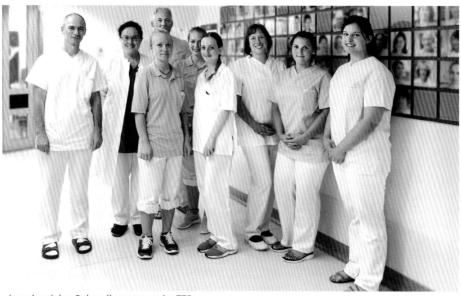

*eines der vielen Behandlungsteams im TZB*

In diesem Zusammenhang gefällt mir das nachstehende Zitat von Henry Ford sehr gut.

> *„Du kannst alles tun, wenn du enthusiastisch bist.*
> *Enthusiasmus ist die Hefe,*
> *die deine Wünsche zu den Sternen wachsen lässt.*
> *Enthusiasmus ist der Funke in deinen Augen,*
> *der Schwung in deinem Gang,*
> *der Halt deiner Hand,*
> *die unwiderstehliche Woge deines Willens*
> *und deiner Energie, deine Ideen auszuführen.*
> *Enthusiasten sind Kämpfer.*
> *Sie haben innere Stärke.*
> *Sie haben bleibende Qualitäten.*
> *Enthusiasmus ist die Wurzel allen Fortschritts.*
> *Mit Enthusiasmus werden große Leistungen vollbracht.*
> *Ohne Enthusiasmus gibt es nur Alibis."*     *(Henry Ford)*

# Gesamtkonzept
# des Therapiezentrums Burgau

nachfolgend TZB genannt

## Kapitel 1

# Gesellschaftsform, Leitungsteam, Kostenträger

## 1    Gesellschaftsform / Gesellschafter

Das TZB verfügt über 111 Betten und beschäftigt 480 Miarbeiter (Stand 2016). Nach reiflicher Abwägung wurde die „Gemeinnützige GmbH" als Gesellschaftsform für das TZB gewählt.

Ein nach den Gesetzen der freien Wirtschaft arbeitendes schlankes und effektives Management (GmbH-Geschäftsführung) mit GmbH-Gesellschaftern, die ausschließlich dem ideellen Ziel der bestmöglichen Patientenversorgung verpflichtet sind, war für uns die ideale Gesellschaftsform für die Behandlung von schwer hirnverletzten Patienten.

Durch die Gemeinnützigkeit ist sichergestellt, dass keine Möglichkeit zur Gewinnentnahme besteht. Dadurch ist gewährleistet, dass alle erwirtschafteten Ressourcen für die Patientenversorgung eingesetzt werden können. Keiner der Gesellschafter erhält für seine Tätigkeit eine Bezahlung oder Spesenvergütung. Die siebenjährige Aufbauarbeit der Klinik als Geschäftsführer und die über 20-jährige Gesellschaftstätigkeit habe ich kostenlos, ohne jegliche Spesen- oder Kostenvergütung ausgeübt.

Die Gesellschafter erbringen das Stammkapital und zahlen ihre Stammeinlage in die Gesellschaft ein.

Der Geschäftsanteil jedes Gesellschafters bestimmt sich nach dem Betrag, der von ihm übernommenen Stammeinlage.

Die Gesellschafter bestimmen die Bestellung und Abberufung der Geschäftsführung, haben wichtige Aufsichts- und Kontrollfunktionen und treffen die wesentlichen übergeordneten Entscheidungen. Alle Beschlüsse werden in Gesellschafterversammlungen gefasst.

## 2 Geschäftsführung

Der Geschäftsführer führt die laufenden Geschäfte. Er ist verpflichtet, die ihm übertragenen Aufgaben mit der Sorgfalt eines ordentlichen Kaufmanns nach Maßgabe der Gesetze, des Gesellschaftsvertrages sowie der Vorgaben der Gesellschafter zu erfüllen. Die Grundsätze von Sparsamkeit, Wirtschaftlichkeit und des gemeinnützigen Gesellschaftszwecks sind zu beachten.

Er ist für den gesamten laufenden Geschäftsbetrieb, für die Einhaltung aller Vorschriften, für das Versicherungswesen, für Gebäude- und Ausstattungsunterhalt, für Instandsetzungen sowie für Erweiterungs- und Neubauten verantwortlich.

In Anbetracht des besonderen Charakters der Klinik ist es vorteilhaft, wenn der Geschäftsführer möglichst viele Kenntnisse über die Behandlungsgrundlagen der Klinik erwirbt. Im Übrigen werden die Aufgaben im Anstellungsvertrag geregelt.

## 3 Leitungsteam

Um das in vielen Kliniken zu beobachtende gespannte Verhältnis zwischen der administrativen Verwaltung und dem medizinischen Fachpersonal (Ärzte, Pflege, Therapeuten) oder zwischen Ärzten einerseits und Pflege und/oder der Therapie andererseits zu vermeiden, wurde das Leitungsteam geschaffen. Insbesondere auch deshalb, weil die Motivation der Mitarbeiter durch die Kenntnis von wichtigen Vorhaben und Entscheidungen der Geschäftsführung und der Möglichkeit der Meinungsäußerung und Mitgestaltung in allen Bereichen gestärkt wird.

Im Leitungsteam sollen auch grundsätzliche Therapiefragen, Neuerungen und immer wieder auftretende unterschiedliche Auffassungen, Differenzen und Probleme behandelt und Lösungen, die Bestand haben, erarbeitet werden. Faule Kompromisse, wie in der Politik üblich, und das „unter den Teppich kehren" von Problemen ist abzulehnen, da damit unterschwellig verbleibende Dauerkonflikte vorprogrammiert sind, die viel Kraft und Energie kosten und zu Frustration führen.

Anstelle von langatmigen Grundsatzdiskussionen und ausschließlicher Argumentation mit übergeordneten Grundsätzen müssen vielmehr klare fachliche und konkrete, auf das jeweilige Problem bezogene Lösungsvorschläge als Entscheidungsgrundlagen aufgezeigt werden. Grundsätzlich sollte Offenheit für Neuerungen oder Ergänzungen bestehen.

Es ist jedoch wenig zielführend, alle Behandlungsmöglichkeiten und die Vielzahl von Hilfsmitteln und Geräten im TZB zu erproben beziehungsweise in das Therapiekonzept zu integrieren, da ansonsten die Effektivität, die Durchgängigkeit und die wesentlichen Behandlungsgrundlagen beeinträchtigt und verwässert werden.

Neuerungen sollten unter Beachtung dieser Argumente im Leitungsteam des TZB nicht nur auf ihre Sinnhaftigkeit, sondern auch daraufhin geprüft werden, ob der Patient durch die Neuerung einen dauerhaften Nutzen nicht nur in der momentanen Kliniksituation, sondern auch im späteren Alltag hat. Außerdem sind die Auswirkungen auf das Personal und die Kosten zu bewerten.

Das Leitungsteam ist ein beratendes, aber nicht entscheidungsberechtigtes Gremium, in dem das Für und Wider von Entscheidungen diskutiert, wichtige Informationen ausgetauscht und Entscheidungsgrundlagen für die Geschäftsführung erarbeitet werden.

Die alleinige Verantwortung und Entscheidungsbefugnis für die laufenden Geschäfte der gemeinnützigen GmbH hat der Geschäftsführer. Ausnahme sind rein medizinische Angelegenheiten, für die der oder die Chefärzte uneingeschränkt verantwortlich und entscheidungsbefugt sind. Ausdrücklich kann der Geschäftsführer demzufolge nicht ähnlich einem Moderator agieren, der dem Leitungsteam anstehende Vorhaben zur Entscheidung oder Mehrheitsentscheidung vorlegt und diese dann anschließend wie beschlossen durchführt.

## 4   Kostenträger

Kostenträger des TZB sind gesetzliche und private Krankenversicherungen, Unfallversicherer, Berufsgenossenschaften, Sozialhilfeträger und Selbstzahler.

In Deutschland gibt es drei verschiedene Kostenträger mit unterschiedlichen Zuständigkeitsbereichen (Ausnahme: Arbeitsunfälle, für die ausschließlich die Berufsgenossenschaften zuständig sind):

• die Krankenkassen für die Akutbehandlung
• die Rentenversicherungsträger für die berufliche Rehabilitation
• die Sozialhilfeträger für Sozial- und Pflegefälle und psychiatrische Versorgung

Es ist nur zu verständlich, dass jeder Kostenträger angesichts der ständig teurer werdenden Versorgung versucht, Kosten in seinem Bereich zu sparen und die Patienten möglichst schnell aus seinem Verantwortungsbereich zu entlassen. Dass dabei das Wohl des Patienten und die volkswirtschaftlich bedeutsamen Belange oft zu wenig berücksichtigt werden, ist leider Tatsache.

Volkswirtschaftlich betrachtet ist eine qualifizierte Reha-Behandlung, bei der das Rehapotenzial der Patienten voll ausgeschöpft werden kann, viel billiger als die Kosten für die viel teureren lebenslangen Pflegefälle oder die Kosten für dauernde Unterstützung behinderter Menschen.

## 5  Optimierung der Arbeitsabläufe

Der Zwang zu Kosteneinsparungen durch nicht kostendeckende Tagessätze und durch Reduzierung der Verweildauern hat in den letzten Jahren kontinu-ierlich zugenommen. Erheblicher weiterer Kostendruck auf die Klinik entstand durch die 2014 im TZB eingeführten DRG-Fallpauschalen. Durch diese und die immer geringer werdenden finanziellen Ressourcen besteht die große Gefahr, dass die zwischenzeitlich mühsam erreichten Fortschritte bei der Behandlung hirnverletzter Patienten zum Teil zunichtegemacht werden.

Wegen der angespannten finanziellen Situation ist es heute ohnehin schon so, dass das Rehabilitationspotenzial der Patienten durch die finanzielle Limitierung von therapeutischen Aktivitäten und durch die verordnete vorzeitige Entlassung von Patienten oft nicht vollständig ausgeschöpft werden kann. Dies ist ethisch nicht zu vertreten, und es ist auch volkswirtschaftlich unsinnig, weil behinderte Menschen dann lebenslang einer Unterstützung bedürfen.

Obwohl keine Erträge von den Gesellschaftern des TZB entnommen werden können und somit alle finanziellen Ressourcen für die Patientenversorgung zur Verfügung stehen, geht diese negative Entwicklung auch an unserer gemeinnützigen Einrichtung nicht spurlos vorüber.

Umso mehr müssen die Abläufe in allen Bereichen optimiert und Synergien sowie alle vertretbaren Rationalisierungsmöglichkeiten genutzt werden. Einsparungen im Material- und Unkostenbereich sollten konsequent ausgeschöpft werden.

Beim Personal, das im TZB ca. 80 % der Gesamtkosten ausmacht, muss alles angestrebt werden, um Leerlauf wo irgend möglich zu vermeiden.

Der administrative Bereich sollte nach privatwirtschaftlichen Grundsätzen schlank organisiert werden, ohne Vernachlässigung des Controllings.

Im therapeutischen und pflegerischen Bereich muss alles darangesetzt werden, dass die zur Verfügung stehende Arbeitszeit weitestgehend direkt am Patienten verrichtet wird. Besprechungs-, Dokumentations- und Ausfallzeiten, auch zum Beispiel durch Schulung, Krankheit, Kur oder Freistellungen jeglicher Art, sind zwar nicht zu vermeiden, sie reduzieren aber die Arbeitszeiten an den Patienten.

Verantwortungsbewusste Mitarbeiter arbeiten so viel wie möglich am Patienten und dehnen die – selbstverständlich nicht ganz vermeidbaren – Ausfallzeiten nicht unnötig aus, versuchen, jeglichen Leerlauf zu vermeiden, und gehen kostenbewusst mit Material- und Fixkosten um.

Eine EDV-gestützte Dienst- und eine separate Therapieplanung für Patienten und Mitarbeiter sowie die diesbezügliche Auswertung, sind unabdingbar. Die tatsächliche Tätigkeit am Patienten und die klar strukturierten Besprechungs-, Dokumentations-, Schulungszeiten, Pausen etc. müssen im Therapieplan der Mitarbeiter ausgewiesen werden. Der Patient erhält einen eigenen Therapieplan.

Da die meisten Mitarbeiter mit großem Kostenaufwand in unserem Behandlungskonzept geschult wurden, sind Ausfallzeiten und längere Freistellungen, zum Beispiel Elternzeit etc., nicht einfach durch ungeschulte Ersatzkräfte oder Leihpersonal zu kompensieren.

# Kapitel 2

# Aufnahmekriterien

## 1   Aufnahmebedingungen

Aufgenommen werden: Erwachsene und Jugendliche ab 14 Jahren mit erworbenen Hirnschäden nach Abschluss der Akutversorgung zum frühestmöglichen Zeitpunkt.

Aufgenommen werden auch Patienten im Koma und Wachkoma (apallisches Syndrom).

Keine Ausschlusskriterien sind Inkontinenz, tracheotomierte Patienten, Ernährung durch Sonden, fehlende Kommunikation usw.

- Da zwischenzeitlich Intensivbetten mit Beatmungsmöglichkeit geschaffen wurden, können auch beatmete Patienten aufgenommen werden. Ausschlusskriterien sind Patienten mit
- externer Ventrikeldrainage,
- Querschnittslähmung,
- Kreislaufinstabilität.

Patienten mit einer isolierungspflichtigen Keimbesiedelung, deren Zahl stark steigend ist, werden aufgenommen. Eine Selektion von schwersthirnverletzten Patienten nach Behandlungschancen kommt wegen der selbst gegebenen gemeinnützigen Aufgabenstellung nicht infrage.

Vorrangig hat die Klinik die Aufgabe, Patienten aus unserer Region (Umkreis bis ca. 100 km) aufzunehmen. Darüber hinaus können auch Patienten aus dem gesamten Bundesgebiet Deutschland, in Einzelfällen auch Patienten aus dem Ausland, aufgenommen werden.

Die Aufnahme sollte zum frühestmöglichen Zeitpunkt erfolgen, um eine Infektion zum Beispiel durch antibiotikaresistente Keime in der Akutklinik zu vermeiden, aber auch, weil ehestmöglich mit der Rehabilitation begonnen werden sollte, und um Folgeschäden zu minimieren.

Die stationäre Behandlung umfasst die Phasen B und C nach dem Phasenmodell der BAR (Bundesarbeitsgemeinschaft für Rehabilitation). Indikationen sind:

- Schädel-/Hirntrauma
- Hypoxie
- Schlaganfall
- Koma, Wachkoma
- Locked-in-Syndrom
- Guillain-Barré-Syndrom
- entzündliche Hirnerkrankungen
- Zustände nach Hirntumor oder neurochirurgischer OP
- toxische oder metabolische Hirnschädigungen
- Hirnblutungen

## 2   Religion, Parteizugehörigkeit, wirtschaftliche Betätigung

Die Klinik ist offen für alle den Aufnahmekriterien entsprechenden Patienten, egal, welche Religion oder politische Zugehörigkeit sie haben. Durch die Religionsausübung oder politische Aktivitäten dürfen der klinische Betrieb und die Behandlung der Patienten nicht beeinträchtigt oder gestört werden. Jegliches Werben oder Missionieren für Religionen, Sekten, politische Parteien oder wirtschaftliche Betätigung, egal, welcher Art, ist in der Klinik und im Außenbereich strikt untersagt, ebenso das diesbezügliche Auslegen oder Verbreiten entsprechender Schriftstücke, Plakate oder sonstiger Unterlagen.

Nachdem bereits lange vor der Gründung des TZB in der Klinik eine christliche Kapelle bestand, die von Patienten, Mitarbeitern und der Ortsbevölkerung stark frequentiert wurde, und das Christentum in unserer Gegend die dominierende Religion ist, wurde diese Kapelle beibehalten beziehungsweise bei dem späteren Neubau an einer anderen Stelle errichtet. Die Finanzierung dieser Kapelle erfolgte teilweise durch die katholische Diözese Augsburg.

Ein schlichtes kleines Holzkreuz wird in den Krankenzimmern angebracht, das nur auf ausdrücklichen Wunsch eines Patienten, für den Zeitraum seines Aufenthaltes, abgehängt werden kann, sofern er in einem Einbettzimmer untergebracht ist.

Die katholische / evangelische Betreuung ist durch Seelsorger beider christlicher Konfessionen gewährleistet, sofern diese für die Klinik abgestellt werden.

Aufgabe der vorgenannten Seelsorger im TZB ist ausschließlich die seelsorgerische Betreuung von Patienten, Angehörigen, Mitarbeitern oder externen Besuchern, die diese Betreuung wünschen, nicht jedoch die Einmischung, egal, in welcher Form, in klinische oder arbeitsrechtliche Angelegenheiten. In klinischen Angelegenheiten ist strikte Zurückhaltung erforderlich.

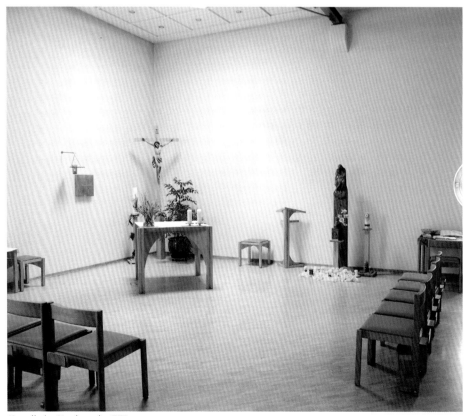

*Kapelle im Neubau des TZB*

# Kapitel 3

# Angehörige / Besuchszeiten

In den meisten Fällen stehen die Angehörigen dem Patienten nahe und besitzen sein Vertrauen. Sie stellen die Verbindung zu seinem früheren Leben dar, und ihre Nähe und Anwesenheit wird gebraucht und hilft sehr oft. Angehörige kennen die Vorlieben und Abneigungen des Patienten, sie spüren, ob es ihm gut oder schlecht geht, viel besser, als es ein Arzt, Therapeut oder eine Pflegekraft kann.

Sofern geeignete Angehörige zur Verfügung stehen, erhält das Behandlungsteam oft leichter Zugang zum Patienten, und das Verständnis für den Patienten vor der Schädigung wird vertieft. Der Patient spürt die Nähe seiner Angehörigen im Koma oder Wachkoma oft auf einem niedrigen Level. Er fühlt sich nicht allein gelassen.

Die Rückkehr in sein späteres Umfeld gestaltet sich einfacher, wenn die Angehörigen, soweit diese dies wünschen, mit therapeutischen Maßnahmen vertraut sind. Sie können dem Patienten dann viel effektiver helfen.

Vielfältig auftretende Probleme bei Angehörigen, wie Angst, Schuldgefühle oder Verbitterung, können besser aufgearbeitet und in zielgerichtete, positive Aktivitäten für den Patienten umgesetzt werden.

Durch eine schwere Hirnschädigung des Patienten sind auch die Angehörigen in besonderem Maße betroffen und erkranken nicht selten selbst.

Angehörige können ganz wesentlich zu einem positiven Rehabilitationsverlauf beitragen. Es gibt keine festen Besuchszeiten. Die Angehörigen haben jederzeit Zutritt zu den Patienten, wenn dadurch keine therapeutischen Aktivitäten oder andere Patienten gestört werden.

Die Angehörigen sollten von Anfang an weitgehend informiert und in die therapeutischen Maßnahmen und Ziele eingebunden werden. Sie sollten im richtigen Umgang mit ihrem Patienten eingewiesen werden, dabei lernen auch die Angehörigen den späteren Umgang mit ihrem Patienten. Soweit möglich, und soweit dies nicht störend ist, können Angehörige an Therapien teilnehmen.

Angehörige und dem Patienten vertraute Personen sollten mit ihrem Patienten ruhig und deutlich, am besten über vergangene, den Patienten interessierende Ereignisse sprechen, wobei sie die Hand, den Arm, den Hals des Patienten etc. berühren sollten, was meist einen günstigen Einfluss hat. Es sollen nicht gleichzeitig mehrere Besucher mit dem Patienten sprechen. Außerdem sind ausreichende Ruhepausen durch Unterbrechung des Gesprächs unbedingt erforderlich.

Gespräche mit Ärzten, Pflegekräften oder Therapeuten über Prognosen, Defizite des Patienten und Diagnoseergebnisse sollten nicht im Sicht- und Hörbereich des Patienten geführt werden. Jedoch sollten der Patient und dessen Angehörige über die Gründe und Ziele der jeweiligen Rehamaßnahmen, soweit möglich, eingebunden und informiert werden.

Das Verabreichen von Getränken und fester Nahrung insbesondere auch von Süßigkeiten sollte unbedingt vorher mit dem Fachpersonal abgesprochen werden. Ebenso, wie dies geschehen soll. Ansonsten kann es zu gefährlichem Aspirieren kommen, wenn Flüssigkeiten oder Nahrungsmitteln in die Luftröhre gelangen.

Dem Patienten vertraute Geräusche wie Musik, eventuell früher gehörte Sportübertragungen, Tierlaute etc., können einen positiven Einfluss auf den Patienten haben. Aber auch dies ist mit dem Fachpersonal vorher abzusprechen.

Mit Ausnahme der erforderlichen Ruhephasen sollten Patienten in Abstimmung mit dem Fachpersonal aus dem Bett herauskommen, zum Beispiel können Angehörige mit ihrem Patienten im Rollstuhl durch den Garten gehen oder im Umfeld Spaziergänge unternehmen. Dabei sollte der Patient sauber gekleidet und frisiert sein, ein eventuell noch erforderlicher Urinbeutel sollte unsichtbar, zum Beispiel unter der Hose, verborgen sein etc.

Im Rollstuhl muss der Patient mit einem Sicherheitsgurt mit Klettverschluss gegen Herausstürzen gesichert werden. Da sich die vorderen kleinen Räder des Rollstuhls schlagartig querstellen können, wenn man ein Schlagloch, einen Gullydeckel etc. übersehen hat, besteht die Gefahr, dass der Patient kopfüber aus dem Rollstuhl stürzt und sich dadurch schwere Verletzungen zuzieht.

Angehörige haben das Recht, sich an die Ärzte, Pflegekräfte oder Bezugstherapeuten zu wenden, wenn sie Beschwerden, Anliegen oder Fragen zur Behandlung des Patienten haben. Auch mehrfaches Nachfragen ist gestattet.

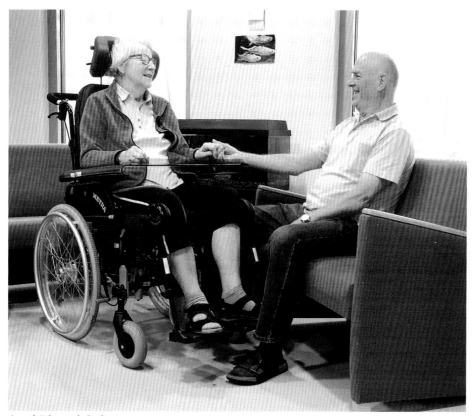

*Angehöriger mit Patient*

## Kapitel 4

# Patientenaufnahme und Entlassung

Der erste Eindruck einer Rehaklinik soll sich deutlich von der Akutklinik unterscheiden, in der die Patienten meist schwere Tage und Wochen oft mit Schmerz und Pein verbracht haben.

Deshalb wurde bei der baulichen Konzeption und bei der Einrichtung des TZB größter Wert auf helle und freundliche Räume und angenehme Farben

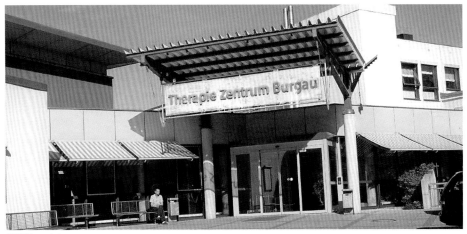

*TZB Haupteingang*

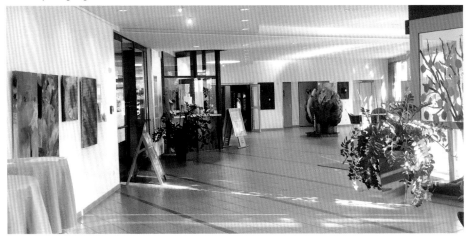

*TZB Eingangshalle*

gelegt, die dem Patienten eine wohnliche Umgebung und keine Kranken-hausatmosphäre vermitteln. Auch der Empfangsbereich wurde entsprechend angenehm gestaltet.

Größter Wert ist auf eine freundliche Begrüßung von Patienten und begleitenden Angehörigen, ohne lange Wartezeiten, zu legen. Dem Patienten beziehungs-weise seinen Angehörigen sollten erste Informationen über die Klinik und über das, was den Patienten erwartet, gegeben und Fragen beantwortet werden.

Mit Ausnahme der Ärzte und Pflegekräfte tragen Pflege und Therapiemitar-beiter keine weiße, sondern farbige Arbeitskleidung. Mit diesen ersten positiven Eindrücken wird ein gutes Klima für die Therapie des Patienten geschaffen.

Das Personal auf der Station sollte sich dem ankommenden Patienten bezie-hungsweise seinen Angehörigen vorstellen, sie willkommen heißen, sie über das kurzfristig zu erwartende Geschehen informieren und das Zimmer und die Einrichtung erklären. Patienten können mitgebrachte Bilder, Poster, Fotos etc. im Krankenzimmer an den dafür vorgesehenen Stellen platzieren.

Fragen der Patienten und Angehörigen während des Aufenthaltes sind freund-lich und erschöpfend zu beantworten, am besten von dem für den Patienten verantwortlichen Arzt oder den für den Patienten zuständigen Bezugsthera-peuten oder den Bezugspflegekräften. Ziel und Hintergrund der therapeutischen Schritte sollten erläutert werden.

Sinngemäß wie beim Empfang gilt das Vorerwähnte analog auch für die Entlassung. Vor der Entlassung wird von den dafür jeweils zuständigen Sozialdienst-Mitarbeitern die Hilfsmittelversorgung (Rollstühle, Gehhilfen etc.), das häusliche oder berufliche Umfeld oder die Weiterverlegung in eine andere Einrichtung incl. Kostenübernahme abgeklärt und dem Patienten beziehungsweise seinen Angehörigen erläutert.

Die Klinik steht mit Rat und Tat auch nach der Entlassung zur Verfügung. Eine regelmäßige ambulante Nachkontrolle im TZB ist sinnvoll und erforderlich. Bei Bedarf können dabei meist auch die Ärzte und Therapeuten konsultiert werden, die den Patienten in der Klinik stationär behandelt haben.

# Kapitel 5

# Übergeordnete Grundsätze

Im Mittelpunkt unserer gesamten Arbeit steht der Patient.
Menschlichkeit hat in allen Bereichen einen hohen Stellenwert.

Die künftige aktive und umfassende Teilnahme unserer Patienten am Leben ist das bestimmende Ziel unserer Behandlung. Sie sollen in alltäglichen Situationen, wenngleich anders als früher, wieder angemessen handeln und Probleme lösen können und sozial integriert sein.

Diese Fähigkeiten sind durch die Erkrankung oder Verletzung verloren gegangen, und die Funktion des Gehirns ist meist schwer gestört.

Die kausale Behandlung, das heißt, das Wiederherstellen der Grundlagen im Gegensatz zu einer ausschließlichen Symptombehandlung, steht für uns im Vordergrund.

Entscheidend ist der ganzheitliche Ansatz der Patientenbehandlung unter Berücksichtigung dessen, was der Patient tatsächlich kann beziehungsweise wie er sein Leben meistern kann.

Das isolierte Therapieren von Fähigkeiten, die nur in einer begrenzten klinischen Situation funktionieren, im Alltag und bei veränderten Situationen jedoch versagen, lehnen wir ab.

Anstelle von ärztlichem Verordnen von Fachtherapien wird der individuelle Behandlungsplan des Patienten in unserer Klinik vom therapeutischen Team, das individuell für den Patienten zuständig ist, unter Leitung des Arztes erarbeitet und bei Bedarf angepasst.

Wesentlich ist, dass der Patient mit einem durchgängigen, alle Berufsgruppen umfassenden therapeutischen Konzept behandelt wird. Durchgängig heißt, dass sich alle Bemühungen wie ein roter Faden durch alle therapeutischen Maßnahmen, salopp gesagt, vom Chefarzt bis zur Putzfrau, ziehen. Zum Beispiel heißt dies, dass der Transfer nach gemeinsamen therapeutischen Richtlinien erfolgt, dass das Esstraining mit dem Patienten gemäß den Prinzipien der facio-oralen Therapie und des Wahrnehmungskonzeptes durchgeführt wird etc.

Durchgängigkeit des Konzeptes bedeutet nicht Dogmatismus oder ideologische Einengung, sondern ist der Leitfaden in einem homogenen Gesamtkonzept, dessen Inhalte und Methoden in enger Beziehung zueinanderstehen und aufeinander abgestimmt sind.

Im hauseigenen Schulungszentrum werden den Mitarbeitern jeder Fachrichtung diese Kenntnisse vermittelt.

Die fachliche Qualifikation, die persönliche Zuwendung und eine therapeutisch wirksame Umgebung wirken zusammen, verstärken sich wechselseitig und fördern den Rehabilitationsverlauf.

Alles, was dem Patienten Angst bereitet oder Schmerzen verursacht, ist, soweit möglich, zu vermeiden. Dies ist ein wichtiger Teil unserer Therapie. Dadurch gelingt es meist, sedierend wirkende Medikamente zu reduzieren und die Wachheit der Patienten zu verbessern.

Nur ein motiviertes, geschlossen arbeitendes Behandlungsteam, bei dem alle Mitglieder an einem Strang ziehen, ist erfolgreich. Voraussetzung hierfür ist, dass sich alle Mitarbeiter an unserem bewährten Konzept orientieren, das die Aktivitäten einzelner zu einer erfolgreichen Gesamtstrategie bündelt. Diese Grundgedanken in Verbindung mit spezifischen Behandlungsmethoden sind die Basis unseres Therapieverständnisses.

Therapie bedeutet zunächst ausschließlich Einzelbehandlung. Sobald ein Patient beginnt, mit Verständnis wieder an seiner Umgebung teilzuhaben, wird er zusätzlich zur weiterlaufenden Einzelbehandlung behutsam an Gruppensituationen herangeführt.

Zu unseren Behandlungsgrundlagen gehören:

• Lagern und Umlagern rund um die Uhr, auch an Sonn- und Feiertagen

- Patient wäscht sich mit führender Hilfestellung von Therapeuten oder Pflegekräften selbst, anstatt gewaschen zu werden, wann immer dies möglich ist.
- Patient isst mithilfe von Therapeuten selbst, anstatt gefüttert zu werden.
- Übergewicht soll während des gesamten Rehabilitationsverlaufs vermieden werden.
- Vermittlung von Spürinformationen durch vielfältige, nachstehend in Kapitel 7 Absatz 16, geschilderte Kontakte mit stabiler Unterlage oder Umgebung
- Transfer mit Füßen auf dem Boden, Stehen auf eigenen Füßen (Gewicht auf beiden Beinen), auch schon in der Frühphase
- ehestmögliches Sicherstellen der oralen Ernährung
- Vermeidung von allem, was den Patienten Angst, Schmerzen oder Pein verursacht, da dies unter anderem den Tonus (Muskelspannung) verstärkt und Spastik und Kontrakturen begünstigt, zum Beispiel Blähungen, Wundliegen, Schmerzen an Muskeln, Gelenken und Knochen durch langes Liegen, Probleme mit der Trachealkanüle oder Ernährungssonde etc.
- Stimulation aller Sinne etc., siehe Kapitel 7 Absatz 12
- förderliche Art der Kontaktaufnahme bei bewusstseinsgetrübten Patienten
- ehestmögliche Kreislaufstabilisierung in der Vertikalen, also beim Stehen und Sitzen
- Verbesserung der häufigen Kurz- und Arbeitszeitgedächtnisstörungen durch kontrastreiche und eindrückliche Spürinputs. Dadurch verbessern sich meist Tonus, Essen, Trinken, Schlucken, Merkfähigkeit, Verhalten, Bewegungsmöglichkeiten und die Fähigkeit, die wiedergewonnene Aktivität auch tatsächlich im Alltag umzusetzen. Entsprechend reduzieren sich Ausfallerscheinungen, und der Patient nimmt sein Umfeld wahr und findet sich dort besser zurecht.
- Es kann sinnvoll sein, solange der Patient vital instabil ist und monitoriert wird, Therapien im Krankenzimmer durchzuführen. Der Patient kann auch dort bei allen Aktivitäten des täglichen Lebens (AdL) mobilisiert, gefördert und mit Alltagsgegenständen und Personal vertraut gemacht werden.
- Es gilt der Grundsatz, dass der Patient zum ehestmöglichen Zeitpunkt aus dem Bett kommt, in eine sitzende Position gebracht wird und auf eigenen Füßen steht. Vorherige Kreislaufstabilisierung in der Vertikalen ist Voraussetzung.
- Im Idealfall sollte das Bett im weiteren Rehabilitationsverlauf möglichst Schlaf- und Ruhestatt und nicht Aufenthaltsort sein.
- Die Patienten sind an Gruppensituationen zu gewöhnen. Reaktionen wie Davonlaufen, Schreien, Aggressivwerden etc. sind meist auf fehlende Wahrnehmung des Umfelds zurückzuführen.

- Bei richtiger Positionierung und adäquatem Gruppenhandling können und sollten möglichst mehrere Patienten an der Gruppe teilnehmen, auch in einem Zustand, in dem sie noch nicht kommunikationsfähig sind. Dies setzt Sinnesreize (auditiver, visueller und taktiler Input), was in den meisten Fällen besser ist, als im Bett zu liegen und an die Decke zu starren.
- Angestrebt wird die ehestmögliche Entwöhnung und Entfernung der Trachealkanüle und die Durchführung von facio-oralen Therapien, wie später in Kapitel 7 mehrfach geschildert.

Behandelt werden die durch die Hirnschädigung verloren gegangenen Fähigkeiten und Funktionen, wie zum Beispiel Sinneswahrnehmungen, Mimik, Gestik, Sprechen, Essen, Ausscheiden, Gehen, Greifen, Probleme lösen und das Sozialverhalten.

Die Reorganisation des Gehirns zu unterstützen, ist die Grundlage, auf der die verloren gegangenen Fähigkeiten und Funktionen im Alltag wieder möglich werden. So wird die Grundlage für ein selbstbestimmtes Leben bei höchstmöglicher Lebensqualität geschaffen.

Das Behandlungsteam legt, soweit wie möglich, das angestrebte Nahziel mit dem Patienten fest. Alle Maßnahmen richten sich auf dieses Ziel aus. Es geht nicht darum, wer welcher Berufsgruppe angehört, sondern nur darum, wer mit seiner Arbeit einen Beitrag zum jeweiligen Ziel leisten kann.

Die vielen im Behandlungsverlauf erforderlichen Entscheidungen werden auf Basis der höchsten fachlichen Kompetenz im Team getroffen. Dazu ziehen die Behandlungsteams, falls erforderlich, erfahrene Ärzte, Kollegen, Leitende des TZB oder Experten, die auch Fortbildung und Supervision ausüben, zurate.

Bei weniger erfolgreichen eigenen Aktivitäten sollten die Mitarbeiter grundsätzlich die Gründe des Misserfolges selbst – gegebenenfalls unter Hinzuziehung von Fachkollegen – hinterfragen und mit Nachdruck eine andere, zielführende Strategie für die Problemlösung selbstständig oder in der Patientenkonferenz entwickeln, anstelle sich in Ausreden zu flüchten, die sich immer finden lassen.

Um eine strikte Abgrenzung der einzelnen therapeutischen Bereiche zu vermeiden (zum Beispiel Physio-, Logo-, Ergotherapie etc.), sollten die Grenzen zwischen den therapeutischen Bereichen fließend sein, das heißt, dass durchaus Therapeuten einer Fachrichtung und die Pflegemitarbeiter nach entsprechender Schulung auch therapeutische Behandlungen anderer Fachrichtungen übernehmen können und sollten. Diese fachübergreifende Behandlung gewährleistet, dass Therapieinhalte konsequent durchgängig verfolgt werden können.

Im später errichteten Therapiegebäude wurden große Therapieräume geschaffen, in denen Patienten von Therapeuten der verschiedenen Fachrichtungen in einem Raum behandelt werden können, wobei notwendige Abgrenzung durch Rollschränke oder Vorhänge im Bedarfsfall möglich ist.

Anstelle der wechselnden Anwendung von vielen möglichen Therapiemethoden haben wir uns auf die im Kapitel 7 Absatz 3 geschilderten, langjährig bewährten Fachkonzepte konzentriert. Diese wurden zu einem ganzheitlichen integrierten Therapieansatz vernetzt, der die Grundlage unserer erfolgreichen Arbeit bildet. Die Patienten erleben damit ein durchgängiges Umfeld, das ihnen wieder Struktur vermittelt und die Reorganisation des Gehirns begünstigt.

Die geltenden medizinischen Standards und die in den verschiedenen thera--peutischen Fachbereichen bestehenden Behandlungsgrundlagen haben weiterhin Gültigkeit. Das in diesem Buch speziell für Hirnverletzte, Koma- und Wachkomapatienten geschilderte Therapiekonzept ergänzt die vorgenannten Behandlungsstandards in den einzelnen Fachbereichen.

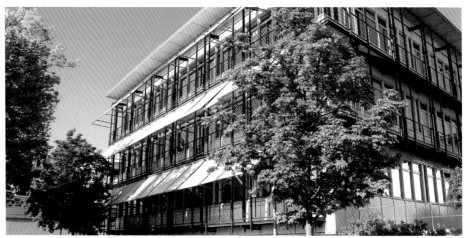

*TZB Therapiegebäude*

# Kapitel 6

# Das therapeutische Team

## 1 Patientenkonferenz, fachliche Voraussetzungen

Bestmögliche Rehabilitationserfolge können nur mit einem interdisziplinären Team erzielt werden, in dem Ärzte, Pflege und die verschiedenen therapeutischen Fachrichtungen in enger interdisziplinärer Kooperation in Verbindung mit Verantwortung im eigenen Fachbereich als Teil der Gesamtverantwortung für den Patienten und zum Wohle des Patienten zusammenarbeiten.

Teamarbeit bedeutet nicht, dass alles und alle gleich sind. Persönliche Qualifikation, Ausbildungsstand und persönlichen Erfahrungen sind stark unterschiedlich. Deshalb ist Führungsqualität in besonderem Maße gefordert. Erfahrene und besser qualifizierte Mitarbeiter leiten weniger erfahrene Kollegen an, helfen bei Problemen und suchen, Fehler durch Supervision zu vermeiden.

Der Arzt, der letztlich die Verantwortung trägt, und die Abteilungs- und Stationsleiter sollten Probleme möglichst vor Ort erkennen und den pflegerisch und therapeutisch tätigen Mitarbeitern genügend Spielraum und Verantwortung in der individuellen Rehabilitationsplanung einräumen, wobei die Weiterbildung des therapeutischen Teams in der Behandlung von hirnverletzten Patienten Voraussetzung ist.

Die medizinische Diagnostik- und Anamneseerhebung ist originäre Arztaufgabe, die therapeutische und die Pflegeanamnese sind jedoch von Therapeuten und Pflegekräften durchzuführen.

Der für jeden Patienten individuell zu erstellende Therapieplan wird in einer Patientenkonferenz erarbeitet, an dem die Mitglieder des für den Patienten zuständigen therapeutischen Teams, also der Arzt, der die Besprechung leitet, die Pflege und verschiedene Fachtherapeuten, teilnehmen. Alle Mitarbeiter des therapeutischen Teams machen Behandlungsvorschläge und erläutern diese.

In diesen Patientenkonferenzen kann und darf auch konträr zum Wohle des Patienten diskutiert werden mit dem Ziel, einen für den Patienten optimalen Konsens über die künftige Therapie und deren Prioritäten zu erreichen. Es sollten, anstelle von ausschweifender, theoretischer Grundsatzargumentation, vielmehr konkrete fachliche patientenbezogene Behandlungsvorschläge mit Begründung unterbreitet werden.

Der Arzt wird dem therapeutischen Team die Verordnung von Medikamenten, deren eventuelle Nebenwirkungen und medizinische Diagnosen und Interventionen erläutern.

Im späteren Verlauf wird der Therapieplan entsprechend den Fortschritten des Patienten angepasst.

Die patientenbezogenen Konferenzen sollten nur bei Bedarf stattfinden, straff organisiert und zeitlich limitiert werden.

Auf keinen Fall sollte die nachstehend geschilderte Behandlung eines Patienten so erfolgen, wie sie damals in vielen Kliniken praktiziert wurde und wie ich sie leidvoll 1987/1988 in verschiedenen Kliniken kennengelernt habe. Dort wurde die Anamnese ausschließlich vom Arzt durchgeführt, der dann Medikamente und Fachtherapien wie Krankengymnastik, Ergo-, Logotherapie, Neuropsychologie etc. verordnete.

Die Therapeuten und Pflegekräfte, die dies durchzuführen hatten, waren in das Erstellen des individuellen Therapieplans nicht eingebunden und waren oft mehr frustriert als motiviert.

Wie bereits im Vorwort geschildert, wurden die Patienten meist ohne durchgängiges Konzept von Therapeuten der gleichen Fachrichtung, aber mit unterschiedlicher Spezialisierung behandelt. Die Behandlungsergebnisse waren entsprechend schlecht.

Dies mag auch zur damals wissenschaftlich geltenden Überzeugung beigetragen haben, wonach Patienten nach mehrwöchigem Koma oder Wachkoma nicht rehabilitiert werden konnten.

## 2  Ärzte

Im Gegensatz zu Akutkliniken sind die Anforderungen an die Ärzte in einer Rehaklinik anders gelagert. Trotzdem müssen Ärzte in der Rehaklinik die gesamte Palette der Akutmedizin beherrschen, da jederzeit Notfallsituationen eintreten können, bei denen die Patienten vital gefährdet sind. Durch die Hirnschädigung sind lebensbedrohliche Zwischenfälle wie Organversagen, Atemstillstand, massive Stoffwechselentgleisungen, vegetative Krisen, Hirndruckanstieg, Blutungen, Hyperthermie oder Entzündungen etc. jederzeit möglich und erfordern umgehendes ärztliches Eingreifen.

Neben der medizinischen Diagnostik und Behandlung ist der richtige Umgang mit dem gesamten pflegerischen und therapeutischen Personal eine weitere äußerst wichtige Arztaufgabe.

In der Akutphase, bei Notfällen und akuten Komplikationen haben die Lebensrettung, intensivmedizinische Maßnahmen, die Herstellung der Vitalfunktionen, die Versorgung von Frakturen, die Behandlung von Hirndruckanstieg und Hirnblutungen, die Versorgung von Wunden, schwere Erkrankungen und Operationen etc. Vorrang. Diese Patientenbehandlung in dieser Phase ist weitgehend Arztaufgabe, die Pflege übernehmen Krankenschwestern; sie führen die Anordnungen des Arztes aus, ebenso die Fachtherapeuten. Die Verordnungspraxis ist hier erforderlich und angemessen.

In einer Rehabilitationsklinik, wie im TZB, rückt die rehabilitative Behandlung gegenüber akutmedizinischer Maßnahmen im Verlauf der Rehabilitation mehr in den Vordergrund. Die Therapeuten und Pflegekräfte leisten dazu einen wesentlichen Beitrag, da im Gegensatz zur Akutklinik in einer Rehabilitationsklinik Erfolge nur gemeinsam von einem interdisziplinären Team von Ärzten, Pflege und Therapeuten erreicht werden können.

Pflege- und Fachtherapeuten übernehmen im Rehabilitationsverlauf zunehmend wesentliche Rehabilitationsaufgaben.

Nur an einem Strang ziehende, engagierte und nicht frustrierte Mitarbeiter erbringen optimale Leistungen. Der Arzt in einer Rehaklinik sollte deshalb über diplomatisches Geschick und hohe Führungsqualitäten verfügen. Er sollte ausgeprägte Teamqualitäten haben und Differenzen durch überzeugendes fachliches Argumentieren einvernehmlich klären.

Ärzte sollten auch aufgrund ihrer Ausbildung in der Lage sein, Konflikte zu lösen. Dies vorausgeschickt, wird die Stellung der Ärzte im therapeutischen Team des TZB wie folgt definiert:

Arztaufgabe ist die uneingeschränkte medizinische Versorgung, Diagnostik und Überwachung der Patienten. Der Arzt hat grundsätzlich die Verantwortung und die letzte Entscheidung bei allen medizinischen, therapeutischen, pflegerischen oder diagnostischen Maßnahmen.

Der individuelle Therapieplan des Patienten wird jedoch, wie in Kapitel 6 Absatz 1 geschildert, nicht vom Arzt verordnet, mit Ausnahme von Akutphasen und Notfällen, sondern in einer patientenbezogenen Konferenz gemeinsam erarbeitet. Der Arzt leitet diese Patientenkonferenz und fasst die Ergebnisse zusammen.

Im Gegensatz zur Verordnungspraxis hat dieses Vorgehen den Vorteil, dass alle Fachrichtungen ihre Meinung äußern können, deren jeweiliges Fachwissen einfließt und durch das gemeinsame Aufstellen des Therapieplans eine optimale Behandlung des Patienten gefunden wird – und, was äußerst wichtig ist, alle Beteiligten entsprechend motiviert werden.

Sofern in dieser Patientenkonferenz ausnahmsweise keine Einigung möglich ist, hat der Arzt die letzte Entscheidung. Im Zweifelsfall kann der Chefarzt, Oberarzt, ein anderer erfahrener Arzt und/oder die Therapieleitung konsultiert werden.

Falls Vorschläge von Pflege und Therapeuten nicht übernommen werden, sind die Ablehnungsgründe vom Arzt fachlich überzeugend aufzuzeigen und zu begründen, um die Motivation nicht zu gefährden. Denn optimale Behandlungsergebnisse können nur mit einem motivierten Team erreicht werden, aber nicht mit einem frustrierten.

Aus meiner langjährigen Erfahrung ist mir bekannt, dass oft ein offener oder auch versteckter Konflikt zwischen Ärzten und Therapeuten besteht, wodurch

Motivation und Einsatzbereitschaft negativ beeinflusst werden. Grund für diesen Konflikt ist oft, dass Ärzte ohne Erklärung und überzeugendes Argumentieren über Fachtherapien entscheiden oder diese verordnen, obwohl sie logischerweise keine spezielle Ausbildung in den verschiedenen therapeutischen Fachrichtungen haben. In solchen Fällen resignieren Therapeuten und können entsprechend keine erfolgreiche Behandlung durchführen.

Die therapeutischen Grundlagen und deren Hintergründe können nur von denen umfassend verstanden werden, die

• eine therapeutische Ausbildung oder
• entsprechende Schulungen oder Weiterbildung und
• ausreichende Selbsterfahrung gemacht und
• selbst am Patienten unter Anleitung von erfahrenen Lehrtherapeuten tätig und die Reaktionen des Patienten hautnah erfahren haben.

Die Teilnahme an einer Einführungsschulung, das gelegentliche Zusehen bei der therapeutischen Arbeit und die Lektüre entsprechender Bücher genügen nicht, um sich ausreichendes therapeutisches Wissen anzueignen, um in der Praxis oft in komplexen Situationen optimale Therapieentscheidungen treffen zu können oder die Vorschläge von wirklich erfahrenen und entsprechend ausgebildeten Therapeuten vollständig zu verstehen.

Ärzte sollten deshalb die Vorschläge von erfahrenen Therapeuten zur Patientenbehandlung einholen, sich diese erläutern lassen und kritisch hinterfragen. Dies ist besonders für Ärzte wichtig, die in Patientenkonferenzen bei konträren Meinungen die letzte Entscheidung treffen und dem therapeutischen Team ihre Entscheidung fachlich begründen müssen, um die Mitarbeiter nicht zu verärgern, sondern deren Engagement zu fördern.

Ich selbst war überzeugt, dass ich nach Teilnahme an einigen therapeutischen Schulungen und Ärztekongressen und nach anderthalbjähriger Anwesenheit bei den Therapien meiner Tochter über ausreichendes Wissen verfügte, um das Konzept des TZB entwickeln und unternehmerische Entscheidungen bei konträren Meinungen treffen zu können. Heute weiß ich, dass dieses Wissen keinesfalls ausreichte. Erst als ich von Fach- und Lehrtherapeuten, denen mein Halbwissen natürlich auffiel, regelrecht gezwungen wurde, in speziellen Schulungen äußerst wichtige und alles andere als angenehme Selbsterfahrungen zu machen und selbst mit Patienten in teilweise komplexen Situationen zu arbeiten, entwickelte ich tieferes Verständnis für die therapeutischen Hintergründe.

Vorher habe ich oft den meist auf den ersten Blick sehr logisch klingenden Argumenten von nicht ausreichend therapeutisch geschulten Ärzten, Therapeuten oder sonstigen Mitarbeitern zugestimmt. Erst nach vertiefter Weiterbildung habe ich gleichartige Sachverhalte oft anders bewertet.

Dass die hier beschriebene Art der Zusammenarbeit problemlos zum Wohle der Patienten praktiziert werden kann, habe ich im Meadowbrook Hospital in Gardner, USA, und eineinhalb Jahre lang in der Klinik Valens (Schweiz) und in anderen ausländischen Kliniken selbst erlebt.

Ich halte das Vorgeschilderte von immenser Bedeutung für das optimale Wirken des gesamten therapeutischen Teams.

Vorbildhaft habe ich mehrfach das Wirken eines Chefarztes in einer individuellen Patientenkonferenz in der Schweizer Klinik Valens erlebt, in der meine Tochter war. Da das richtige ärztliche Verhalten von entscheidender Bedeutung für das Funktionieren des Teams ist, schildere ich diesen Vorgang ausführlich.

**Beispiel:** Optimales ärztliches Verhalten

- Im Krankenzimmer meiner Tochter trafen sich der Chefarzt, ein orthopädischer Konsiliararzt, die zuständige Bezugspflegerin und verschiedene Fachtherapeutinnen, um das therapeutische Vorgehen zu besprechen. Alle Fachbereiche kamen zu Wort und waren sehr engagiert.
- Die Pflege wollte sofort mit Blasen-Darm-Training beginnen und regte an, gemeinsam mit den Ergotherapeuten und der Logopädie die orale Ernährung anzubahnen. (Meine Tochter war zu dem Zeitpunkt tracheotomiert.)
- Alle waren sich einig, dass die sedierend wirkenden Medikamente ausschleichend abgesetzt oder deren Dosierung reduziert werden sollte und die Folgen therapeutisch aufgefangen werden sollten.
- Die Ergotherapie und die Logopädie wollten mit facio-oraler Therapie

anfangen, um den Mundbereich zu stimulieren und Schluckreflexe auszulösen, orale Ernährung und die Entfernung der Trachealkanüle zu erreichen und Sprachanbahnung durchzuführen.

- Gleichzeitig sollten die Sinne der Patientin stimuliert werden, indem man ihr süße, saure, warme, kalte Flüssigkeiten etc. im Mund und auf den Lippen schmecken und sie mit den Händen unterschiedliche warme, kalte, raue, leichte und schwere Gegenstände greifen ließ.

- Die Physiotherapie schlug vor, dass angesichts der fürchterlichen Kontrakturen unverzüglich mit zirkulärem Gipsen der Beine zur Zurückbildung der Beinkontrakturen und zur Rückbildung der Hand- und Armkontrakturen mit dem Anlegen von Schienen begonnen werden solle.

- Weiterhin sollte die Patientin wegen der durch die völlig unqualifizierte Behandlung in der Akutklinik entstandenen massiven Kontrakturen in Rücken-, Seiten- und Bauchlage auf einem speziell angefertigten ca. 50 cm hohen Schaumstoffkissen gelagert und stündlich umgelagert werden.

- Der orthopädische Konsiliararzt war der Überzeugung, dass man die gravierenden Beinkontrakturen nicht mit zirkulärem Gipsen und anschließender manueller Behandlung, sondern nur durch eine sofortige Operation und zwar durch das Durchtrennen der Adduktoren und durch Sehnenverlängerungen im Bereich der Knie und der Achillessehnen angehen solle.

- Alle Vorschläge wurden konträr und sehr engagiert diskutiert.

- Der Chefarzt hörte sich diese Vorschläge an, ließ sich vieles genau erklären und fasste am Ende alles wie folgt zusammen:

> *Ich danke Ihnen allen, dass Sie so engagiert zum Wohle der Patientin am liebsten sofort Ihre Vorschläge realisieren wollen. Es ist jedoch klar, dass nicht alle Maßnahmen gleichzeitig durchgeführt werden können, weil wir die Patientin auch nicht überfordern dürfen. Wir müssen deshalb Prioritäten setzen.*

Er schlug Folgendes vor:

- Dem orthopädischen Arztkollegen sagte er: „Wir sollten doch zunächst unsere Physiotherapeuten fordern und deshalb mit zirkulärem Gipsen und manueller Mobilisierung versuchen, die Kontrakturen zurückzubilden. Wenn dies nicht oder nicht vollständig gelingt, können wir immer noch operieren.

- Mit der facio-oralen Therapie sollten wir sofort beginnen, um den Wachheitsgrad der Patientin zu steigern, die Sinne zu stimulieren und Sprache und Schlucken anzubahnen und um baldmöglichst die Trachealkanüle entfernen zu können. Außerdem sollte sofort mit dem Blasen-Darm-Training begonnen werden.
- Die Dosierung der Medikamente werden wir gleitend reduzieren. Ein Schmerzmittel wird jedoch in der Phase der Redressierung der Kontrakturen zeitweise erforderlich sein.
- Die übrigen Vorschläge sollen zu einem späteren Zeitpunkt angegangen werden.
- Damit waren alle einverstanden. Jeder wurde ernst genommen, und alle gingen hochmotiviert an die Arbeit.
- Wie ich es zuvor in deutschen Kliniken gewohnt war, wartete ich im Gang die Besprechung ab. Nach einigen Minuten kam der Chefarzt heraus, fragte mich, ob ich der Vater sei und ob ich überhaupt am Schicksal meiner Tochter interessiert wäre – was ich selbstverständlich mit „Ja" beantwortete.
- Er fragte mich: „Warum stehen Sie dann im Gang? Wir ringen doch um das richtige therapeutische Konzept für Ihre Tochter, und Sie können selbstverständlich dabei sein." Wie er mir später sagte, werden nur dazu geeignete Angehörige eingeladen.
- Das Verhalten des Chefarztes empfand ich als vorbildhaft und sollte in ähnlicher Form, anstelle einer Verordnungspraxis, im TZB praktiziert werden.

Ein richtig handelnder Arzt nimmt die fachlichen Vorschläge von Pflege und Therapeuten gerne entgegen, lässt sich diese erläutern und fragt kritisch bei den Mitarbeitern nach, wenn er etwas nicht verstanden hat.

Er führt durch fachliche Argumentation anstelle von Verordnen, motiviert dadurch alle Mitarbeiter und erwirbt großen Respekt und Autorität.

Ärzte sollten, wie auch alle Mitglieder des Rehabilitationsteams, die Fortschritte des Patienten ständig im Auge haben.

Wenn eine Behandlungsart in angemessener Zeit keinen Erfolg bringt oder wenn Therapeuten fortdauernd oder dogmatisch an einer therapeutischen Maßnahme festhalten, die keinen Fortschritt beim Patienten gebracht hat, und wenn es erfolgversprechende Alternativmethoden gibt, sollte im therapeutischen Team eine Ersatzmethode diskutiert und festgelegt werden.

Das früher in vielen Kliniken zu beobachtende Verordnen von Rehamaßnahmen ohne Absprache mit den Fachtherapeuten war tödlich für die Motivation des therapeutischen Teams und führte nicht zur optimalen Behandlung des Patienten. Leider habe ich dieses Verhalten in deutschen Kliniken 1987/88 noch selbst erlebt, während dies in der von mir besuchten amerikanischen Klinik und in der Schweizer Klinik Valens auch nicht ansatzweise der Fall war. Dort ließen sich vielfach Ärzte von Fachtherapeuten und Pflegekräften deren Vorschläge erläutern und waren sich nicht zu gut, diese zu hinterfragen.

Das Klinikkonzept des TZB war zum Zeitpunkt der Gründung (1988) in Deutschland weitestgehend unbekannt und ist leider, wie an anderer Stelle geschildert, auch bis heute nicht in die medizinischen Standards eingegangen. Es besteht deshalb das Problem, dass nachrückende und oft nicht ausreichend mit den therapeutischen Fachbereichen vertraute Ärzte Teamkonferenzen leiten und Entscheidungen treffen müssen.

Ärzte können nicht, ähnlich Unternehmern in der freien Wirtschaft, in allen Bereichen vertieftes Fachwissen haben. Sie sollten sich deshalb die Behandlungsvorschläge der einzelnen Fachdisziplinen erläutern und begründen lassen und kritisch hinterfragen, bis entscheidungsreife Klarheit besteht. Erst dann sollte unter Beachtung der vorgenannten Schilderungen entschieden werden.

Ärzte, die notfallmäßige Maßnahmen nicht oder nicht mehr sicher beherrschen, zum Beispiel Intubieren, den Umgang mit Trachealkanülen, Legen von PEG, Sonden etc., sollten dies im TZB trainieren.

Ein kurzzeitiger wechselseitiger Austausch von Medizinern des TZB mit Intensivstationen in Akutkliniken hat für beide Seiten große Vorteile gebracht und ist kostenneutral.

## 3 Pflege

Im Gegensatz zur bisherigen Praxis, wo die Aufgaben der Krankenpflege ausschließlich pflegerische Tätigkeiten waren, fungieren die Pflegekräfte in unserem therapeutischen Team als Pflege-Therapeuten.

Da die Pflegekräfte zeitlich am längsten mit dem Patienten befasst sind, haben sie die besten Kenntnisse über den oft wechselnden Zustand und die Eigenarten des Patienten. Diese Kenntnisse können wiederum in die patientenbezogenen Teamsitzungen eingebracht werden.

Für jeden Patienten wird eine Bezugspflegekraft (primary nurse) benannt, die vom ersten Tag an bis zur Entlassung für „ihren" Patienten zuständig ist. Sie fungiert als Ansprechpartnerin für den Patienten, wodurch sich eine persönliche und vertrauensvolle Beziehung ergibt.

Aktive Mobilisation und Fortbewegung nach dem Davies-Affolter-Bobath-Konzept sowie das Ziel größtmöglicher Selbstständigkeit durch problemlösende Alltagsgeschehnisse sind wichtige Pflegeaufgaben.

Bei entsprechender Weiterbildung können fachlich qualifizierte Pflegekräfte wichtige weitere therapeutische Aufgaben, wie zum Beispiel bei allen täglichen

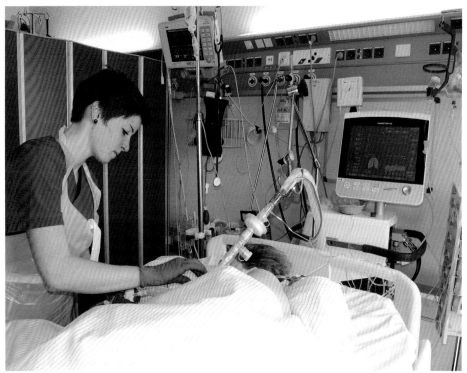

*Intensivpflege*

Verrichtungen (AdL), bei Lagerung, Stimulation, Blasen-Darm-Training, Wahrnehmungsverbesserung, Transfer usw., übernehmen.

Demzufolge sind die Pflegetherapeuten Mitglieder in der individuellen Patientenkonferenz, und deren Kenntnisse über den Patienten sollten in die individuelle Therapieplanung und in die Diagnostik, insbesondere auch bei der Feststellung des Wachheitsgrades, einfließen.

Pflegekräfte sollen mindestens in den übergeordneten, besser noch in vertiefenden Behandlungskonzepten weiter-

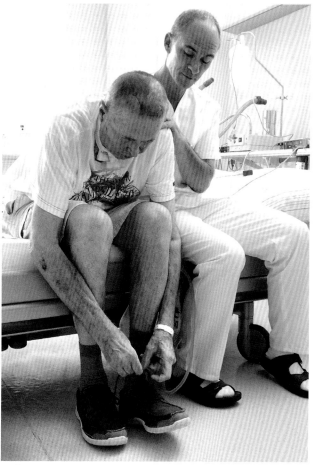

*Hilfe beim Aufstehen*

gebildet werden. Der hohe Stellenwert der Pflege wird auch dadurch dokumentiert, dass die Pflegedienstleitung Mitglied im Leitungsteam ist.

Nach unserer Konzeption ist die vollständige Integration der Pflegekräfte in die therapeutischen Aktivitäten eine wichtige Voraussetzung für eine effektive Behandlung. Das Pflegepersonal darf also nicht auf rein krankenpflegerische Maßnahmen beschränkt bleiben, sondern muss im Sinne einer aktivierenden therapeutischen Pflege beziehungsweise Pflegetherapie in das Rehabilitationsteam integriert werden.

Die in Kapitel 5 geschilderten übergeordneten Grundsätze sind zu beachten.

# 4  Physiotherapie

Ziel ist die Anbahnung normaler Bewegungs- und Haltungsreaktionen in der Wechselbeziehung (Interaktion) mit der Umwelt.

Neben der Behandlung von vorhandenen Defiziten des Bewegungsapparates kommt der Prophylaxe, also der Verhinderung von Schäden bei hirnverletzten Patienten, große Bedeutung zu.

Krankengymnastische Maßnahmen wirken prophylaktisch bei drohender Spastik, beugen Kontrakturen vor und beinhalten auch die korrekte Positionierung, Lagerung und den aktivierenden Transfer bei allen Aktivitäten des täglichen Lebens.

Bei hirnverletzten Patienten entstehen vielfältige Schäden während der

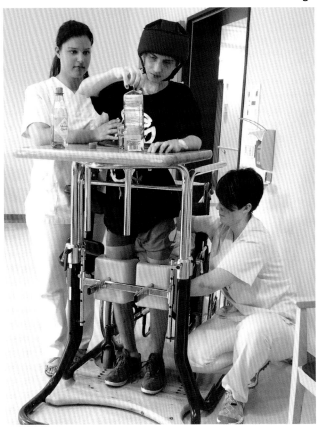

Akutversorgung in der Intensivstation, bei der die Lebensrettung, die Normalisierung der Vitalfunktionen und die Behandlung von Verletzungen und sonstige medizinische Maßnahmen Priorität haben. Trotzdem ist es meist möglich, nach den ersten medizinischen Kriseninterventionen mit der richtigen physiotherapeutischen Behandlung zur Verhinderung von Spätschäden zu beginnen, wenn entsprechend weitergebildete und aufgeschlossene Ärzte, Physiotherapeuten und Pflegekräfte zur Verfügung stehen.

*Therapie während Patient steht*

Der Patient sollte unbedingt täglich auf seinen Füßen stehen, und zwar schon in der Frühphase auf der Intensivstation, auch wenn er bewusstlos ist und sich nicht bewegen kann.

Eine Mobilisierung, während der Patient an der Bettkante sitzt, hat nicht den gleichen Effekt wie das Stehen, ist aber bei sehr angespannter Personal- und Kostensituation in der Frühphase zeitweise vertretbar und besser als dauerndes Liegen.

Da alle Körperbereiche, also Kopf, Rumpf, Becken etc., über das Knochengerüst mit Sehnen, Muskeln und Nerven verbunden sind, ist es meist nicht ausreichend, nur den Körperteil zu behandeln, der Funktionsstörungen aufweist. Bei der physiotherapeutischen Behandlung muss sich der Therapeut bewusst sein, dass die früheren normalen Funktionen nur dann erreicht werden können, wenn die Mobilität aller Körperteile wiederhergestellt werden kann.

Hirnverletzte Patienten haben meist eine erhöhte Spannung im Nervensystem, den Muskeln und Sehnen. Diese Zusammenhänge kennt jeder ausgebildete Physiotherapeut.

Weitere wichtige physiotherapeutische Aufgaben sind:

- das Problemlösen von Alltagsgeschehnissen mit dem Ziel größtmöglicher Selbstständigkeit zum Beispiel beim Transfer, beim Aufstehen, beim Kochen und Essen und bei den vielfältigen alltäglichen Aktivitäten durch Führen nach dem Modell Dr. Affolter
- Mobilisation des Nervensystems nach David Butler, wie von Gisela Rolf in die Neurologie eingeführt
- Anbahnen des Gehens, eventuell unter Einsatz von Hilfsmitteln wie zum Beispiel Rollstuhl, Rollator, Gehwagen etc.
- Kontrakturrückbildung mit redressierenden Gipsen
- richtige Lagerung und Gruppenaktivitäten

Vielfältige weitere Aufgaben werden im Kapitel 7 ausführlich geschildert.

Die übergeordneten therapeutischen Grundsätze laut Kapitel 5 sind zu beachten.

# 5 Ergotherapie

Ergotherapeuten behandeln Patienten, die im Bereich ihrer eigenen Versorgung, ihrer Tätigkeit und ihrer Freizeitgestaltung eingeschränkt sind. Die Handlungs-fähigkeit in allen Bereichen, das Lösen von Problemen, die gesellschaftliche Teilnahme im Alltag und damit die Verbesserung der Lebensqualität wieder-herzustellen, ist das Ziel.

Der Abbau von krankhaften Haltungs- und Bewegungsmustern, die Behandlung der Motorik, die Stimulation aller Sinne, die Verbesserung von Gedächtnis-, Konzentrations-, Merk- und Lernfähigkeit sowie die soziale Integration sind wichtige Ziele der Ergotherapie.

Weitere Aufgaben sind, den Patienten die Bewältigung des täglichen Lebens und eine sinnvolle Beschäftigung mit vorheriger Erprobung gegebenenfalls vorhandener beruflicher Fähigkeiten zu ermöglichen. Dazu gehören insbe-sondere auch die Körperhygiene, das heißt, Waschen, Zähneputzen, Duschen, Kämmen, An- und Auskleiden, Toilettengänge, aber auch Nahrungsaufnahme, Haushaltsaufgaben, Planen von Einkäufen des Alltags, Umgang mit Geld, Zurechtfinden in der Öffentlichkeit, Handling von Hilfsmitteln und mechani-

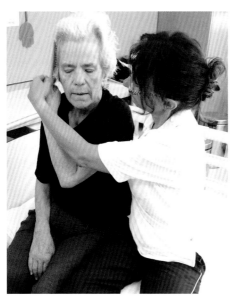 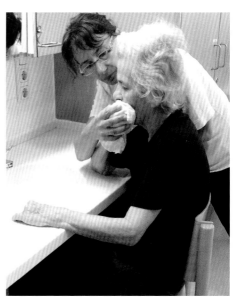

*Patientin kämmt sich mit therap. Unterstützung*    *Patientin wäscht sich mit therap. Unterstützung*

schen oder elektrisch angetriebenen Rollstühlen, Nutzung von öffentlichen Verkehrsmitteln etc.

Alle Beschäftigungen, wie zum Beispiel künstlerische Tätigkeiten, Büroarbeit, handwerkliche oder gärtnerische Tätigkeiten etc., sollten immer einen für den Patienten ersichtlichen Verwendungs- oder Nutzungszweck haben. Die früher oft übliche reine Beschäftigung, zum Beispiel das Weben eines Teppichs, der nicht genutzt wird etc., nur um Zeit auszufüllen, ist zu vermeiden.

Fachübergreifend können entsprechend weitergebildete Ergotherapeuten auch folgende Zusatzaufgaben übernehmen:
• Behandlung und Stimulierung des facio-oralen Trakts
• Schluck- und Sprachanbahnung in Abstimmung mit Logopäden
• Gehübungen und Treppensteigen in Abstimmung mit Physiotherapeuten
• Stimulation von Geruchs- und Geschmacksnerven und Vermitteln von Spür- und Greifimpulsen
• Problemlösen im Beschäftigungsumfeld
• Organisation, Strukturierung und Planung eines Arbeitsprozesses
• Anbahnung von Bewegung
• Gruppenaktivitäten

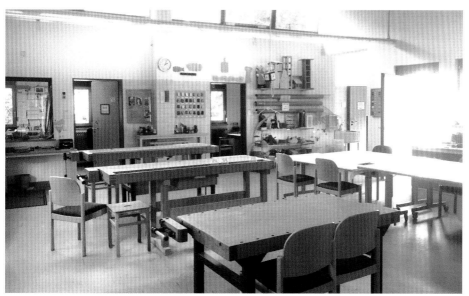

*Raum für handwerkliche und künstlerische Tätigkeiten*

Diese vielfältigen Aufgaben werden im Kapitel 7 ausführlich geschildert.

Die übergeordneten therapeutischen Grundsätze laut Kapitel 5 sind zu beachten.

## 6 Logopädie

Die Fachdisziplin Logopädie behandelt Sprech-, Stimm-, Sprach- und Schluckstörungen, hat jedoch viele, nachstehend geschilderte weitere Aufgabenbereiche.

Oft haben Logopäden zu wenig Erfahrungen oder Kenntnisse über die bei Hirnverletzten, insbesondere in der Frühphase (im Wachkoma, in bewusstheitsgetrübtem Zustand etc.) erforderlichen therapeutischen Aktivitäten, auch über die facio-orale Therapie, da dies im Rahmen ihrer Ausbildung häufig nicht vertiefend gelehrt wird. Für Logopäden ist es deshalb im TZB unabdingbar, diese Kenntnisse durch Weiterbildung, incl. praktischer Arbeit unter Supervision von Lehrtherapeuten zu erwerben.

Eine ausgewiesene Spezialistin auf dem Gebiet der Therapie des facio-oralen Trakts ist Kay Coombes, die im Schulungszentrum des TZB Weiterbildungskurse durchführte. Ihre erfolgreiche Arbeit habe ich an meiner eigenen Tochter und vielen anderen Patienten erlebt.

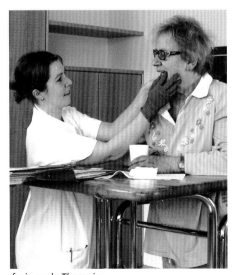

*facio-orale Therapie*

Das von ihr entwickelte Konzept der facio-oralen Trakttherapie (F.O.T.T.) beruht auf einer interdisziplinären Behandlung (siehe Kapitel 7 Abschnitt 3e und Kapitel 7 Abschnitt 14 und 15). Denn nur durch die Synergie der Behandlung des Schluckvorgangs selbst, der Atmung, der Stimme und der Körperhaltung sind Erfolge möglich.

Durch die facio-orale Behandlung ist ebenso die Stimulierung des Geruchssinns und die Aktivierung des Geschmackes möglich.

Das einwandfreie Schlucken ist unabdingbare Voraussetzung für die Entfernung einer Trachealkanüle, die sowohl dem Patienten als auch dem therapeutischen Team große Probleme bereiten kann.

Der Umgang mit Trachealkanülen wird im Kapitel 7 Abschnitt 15 dieses Buches geschildert.

Zu den Aufgaben der Logopäden gehören:

- Befundaufnahme
- Atemtherapie
- Artikulationstherapie
- Aphasietherapie
- Phonotationsanbahnung
- Sprach- und Sprechtherapie, eventuell computerunterstützt
- facio-orale Therapie
- tonusregulierende Behandlung
- Übertragung von Therapieleistungen in den Alltag
- Lautanbahnung

## 7 Neuropsychologie

Grundsätzlich gilt auch für das Fachgebiet der Neuropsychologie, dass eine kausale Therapie anzustreben ist anstelle einer Symptombehandlung mit Medikamenten, die in diesem Bereich besonders schwere Nebenwirkungen verursachen kann.

Das in der Ausbildung, dem Studium oder der praktischen Arbeit mit nicht hirnverletzten Patienten erworbene Wissen ist für die Therapie von Hirnverletzten, insbesondere in der Frühphase, nicht ausreichend und oft sogar kontraindiziert. Ich habe Psychologen erlebt, die gescheitert sind, als sie versuchten, Hirnverletzte mit verhaltenstherapeutischen oder mit anderen, im Wesentlichen auf sprachlicher Kommunikation basierenden Methoden zu behandeln.

Viele Patienten reagierten darauf mit Unverständnis oder wurden aggressiv, weil sie die Ausführungen nicht genügend verstanden, das Gehirn den nur verbalen Input nicht ausreichend einspeichern und verarbeiten konnte und die

Patienten nicht mehr wussten, was kurz vorher besprochen wurde und sie sich demzufolge bedroht oder unsicher fühlten.

Ursache für diese Probleme sind bei Hirnverletzten meist gravierende Wahrnehmungsstörungen.

So ist es auch für Neuropsychologen zwingend erforderlich, ausreichendes Spezialwissen durch Weiterbildung für die Behandlung von Hirnverletzten zu erwerben (siehe hierzu auch Kapitel 5, 6 und 7). Es ist wichtig, die Ursache für vorhandene Defizite festzustellen, da nur dann eine erfolgreiche Behandlung erfolgen kann.

Das Verabreichen von Psychopharmaka ist oft eine Symptombehandlung. Diese Medikamente sollten, wenn möglich, nur in Ausnahmefällen und in möglichst geringen Dosen zur vorübergehenden Unterstützung einer therapeutischen Kausalbehandlung verabreicht werden.

Natürlich ist der Einsatz dieser Medikamente nicht generell zu vermeiden. Bei verschiedenen Erkrankungen oder Defiziten, zum Beispiel auch bei anfallsgefährdeten Patienten (Epilepsie) etc., ist das Verabreichen von Medikamenten sogar unbedingt erforderlich. Aber in jedem Fall ist der Medikamenteneinsatz vom Arzt dem therapeutischen Team mitzuteilen, damit dieses die eventuell daraus resultierenden Folgen und Nebenwirkungen kennt.

Ich habe mehrfach erlebt, dass mühsam erreichte Therapieerfolge durch Medikamenteneinsatz zunichtegemacht wurden, zum Beispiel, wenn Patienten nach der Medikamentenverabreichung nicht mehr schlucken, nicht oder nur mühsam sprechen konnten oder schläfrig und apathisch wirkten etc.

Zu den Aufgaben der Neuropsychologie gehören:
- Diagnostik der kognitiven und perzeptiven Leistungen
- Diagnostizieren von Wahrnehmungsstörungen
- therapeutische Förderung des Problemlösens im Alltag nach dem Affolter-Modell
- patientenbezogene Tages- und Wochenstrukturplanung
- Organisation und Leitung von Milieu-Gruppen
- soweit erforderlich, Auswahl und Erproben elektronischer Kommunikationshilfen

- Förderung der realistischen Krankheitswahrnehmung und Begünstigung der Krankheitsverarbeitung
- Unterstützung der Motivation für depressive Patienten und Überwindung der Antriebsschwäche
- Hirnleistungstherapie bei speziellen kognitiven Störungen
- Betreuung von Angehörigen
- Organisation, Beratung und Teilnahme an Tagesaktivitäten

Die Auseinandersetzung mit oft unrealistischer Einschätzung der eigenen Behinderung und die Behinderungsverarbeitung sind psychosoziale Aufgaben.

Die neuropsychologische Diagnostik, Therapieplanung und das Hirnfunktionstraining bestehen aus der Anamnese, der Feststellung der Vigilanz und Kommunikationsfähigkeit sowie der kognitiven Funktionen.

Die Anwendung standardisierter neuropsychologischer Tests, die Verhaltensbeobachtung und das Erarbeiten von Therapievorschlägen unter Beachtung der zugrundeliegenden Fachkonzepte (Kapitel 7 Abschnitt 3), insbesondere auch des Affolter-Konzeptes, zählen zu den Aufgaben.

Die klinisch-psychologische Intervention besteht aus der Förderung der Krankheitsbewältigung und der Einsicht in eventuell vorhandene Defizite sowie

- die Behandlung von Verhaltensstörungen und psychopathologischen Störungen sowie

- die Förderung der Gruppendynamik und der sozialen Beziehungen.

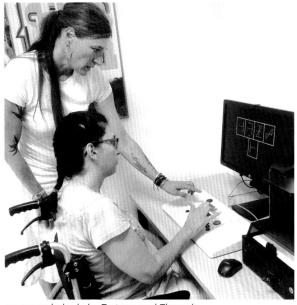

*neuropsychologische Testung und Therapie*

Eine weitere wichtige Aufgabe ist die Beratung und Unterstützung der Patienten und Angehörigen bei der Schicksalsbewältigung.

## 8  Recreationtherapie / Rehapädagogik

Aufgabe der Recreationtherapie ist das Vermitteln von neuen, sinnvollen Beschäftigungs- und Freizeitaktivitäten, da die bisherigen Tätigkeiten auf diesem Gebiet oft aufgrund von Behinderungen nicht oder nur eingeschränkt ausgeübt werden können.

Außerdem sind Recreationtherapeuten für die Gestaltung von therapiefreien Zeiten und für die Organisation von hausinternen Zusammenkünften, Veranstaltungen und externen Aktivitäten zuständig. Recreationtherapie ist in England ein Studienfach, während diese Therapieform in Deutschland weitestgehend unbekannt war.

Da die Palette von Freizeitaktivitäten sehr breit gefächert ist, müssen Recreationtherapeuten vielfältige, fundierte Kenntnisse erwerben und sehr kreativ sein. Darüber hinaus müssen sie durch Weiterbildung die für die Behandlung von Hirnverletzten erforderlichen Kenntnisse erwerben, wie alle Mitglieder des therapeutischen Teams.

Beispiele für Recreationtherapie sind:

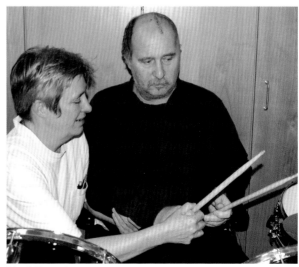

- Lösen von Alltagsproblemen nach dem Affolter-Modell mit dem Ziel größtmöglicher Selbstständigkeit durch Führen des Patienten bei den nachstehend aufgeführten Aktivitäten
- singen, Musik hören und selbst spielen, zeichnen, malen, basteln, diverse

*Musiktherapie*

handwerkliche und künstlerische Tätigkeiten, Erhalten und Verbessern von Schulwissen, Erprobung von späteren beruflichen Möglichkeiten, Gestalten von Festen, Gruppenzusammenkünften, Spaziergängen, Ausflügen usw.

• Einkaufen, Kochen, Essen, Trinken, gärtnerische Arbeiten, zum Beispiel Anbau von Gemüse, Obst, Blumen für Eigenverbrauch

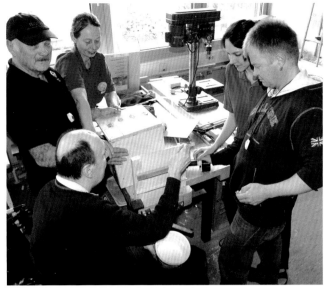

„Führen" des Patienten bei der Holzbearbeitung

Bei all diesen Aktivitäten muss es sich um sinnvolle Tätigkeiten handeln, die den Patienten helfen, ihr Leben und ihren Alltag besser zu gestalten. Es sollten keinesfalls stupide und unnütze, nur die Zeit ausfüllende Tätigkeiten sein. Der Patient muss den Sinn seines Tuns erkennen, was immer dann der Fall ist, wenn er oder ein anderer sein Produkt verwendet.

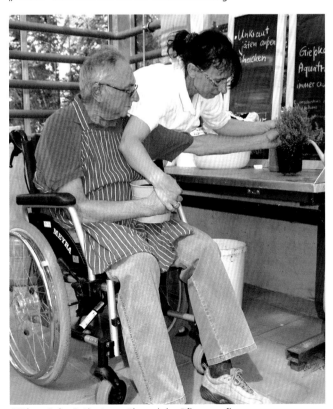

"Führen" des Patienten während der Pflanzenpflege

Wichtige Aufgabe der Recreationtherapie ist die Förderung der sozialen Integration und im späteren Rehabilitationsverlauf das Zurechtfinden im Außenbereich. Rollstuhl- und Fahrradtraining, Benutzung öffentlicher Verkehrsmittel, sportliche Betätigung, Organisation von internen und externen Arbeitsversuchen bereichern den Alltag. Für viele Patienten ist das Halten und der Kontakt zu Tieren ein großer Wunsch. Tiere in der Rehaklinik zu halten ist wegen des großen Aufwandes nicht möglich. Aber Kontakte zu Tieren können extern ermöglicht werden, wenn die Hygiene beachtet wird, zum Beispiel auch durch Besuche von Tierhaltern in der Klinik nach vorheriger Abstimmung mit den Therapeuten.

Hippotherapie in Reitställen mit dafür trainierten Pferden, bei der die Patienten ohne Sattel direkten Körperkontakt zum Pferd haben, fördert das Gleichgewicht und die Körperkontrolle und macht vielen Patienten Freude.

Das Züchten von Gemüse, Blumen und Pflanzen, auch in Hochbeeten, die vom Rollstuhl aus gepflegt werden können, ist im Außenbereich unter Begleitung durch Therapeuten sinnvoll. Auch krankengymnastische oder ergotherapeutische Therapiemaßnahmen können während der gärtnerischen Tätigkeit durchgeführt werden. Wichtig ist auch hier, dass der Patient selbst oder jemand anderes das Produkt seiner Arbeit nutzt.

Auf echte Blumen oder Pflanzen in der Klinik sollte man aus hygienischen Gründen verzichten, obwohl viele Patienten sich Pflanzen wünschen. Stattdessen kann man künstliche Pflanzen verwenden. In der Vergangenheit hat es Todesfälle durch bakterielle Keime in Kliniken gegeben, wenn Patienten zum Beispiel mit Blumenerde in Kontakt gekommen waren.

Vielfältig gelangen „stark gespritzte" Südfrüchte in den Kompost. Eine gespritzte Zitrone kann einen Großteil der sogenannten „guten Bakterien" im Kompost vernichten, während gesundheitsschädliche Bakterien mutieren und/oder sich vermehren. Der Umgang mit Kompost und Blumenerde ist also möglichst zu vermeiden oder es ist das Tragen von Gummi- oder Latexhandschuhen und das nachfolgende gründliche Reinigen und Desinfizieren der Hände erforderlich.

Rehapädagogik ist Teilbereich der Recreationtherapie. Ziel der Rehapädagogik ist es, verlernte schulische Inhalte zu aktivieren, sie neu zu erlernen und wenn möglich zu verbessern.

# 9 Sozialdienst

Sozialarbeiter haben neben ihren üblichen Aufgaben, wie Abklärung der Kostenübernahme des Klinikaufenthaltes, Verlegung von Patienten in andere Einrichtungen und Regelung der Entlassung etc., im TZB folgende Zusatzaufgaben:

- Sie informieren sich ständig über den Stand des Rehabilitationsfortschritts der Patienten.
- Sie sind Ansprechpartner für Patienten und Angehörige in allen Fragen der Kostenübernahme, insbesondere bei den künftigen Wohn-, Berufs-, Schul-, Umschulungsmöglichkeiten.
- Sie klären mit den Therapeuten die Hilfsmittelversorgung und regeln die Kostenfrage (Rollstühle, Gehwagen, Krücken etc.).
- Sie haben ständigen Kontakt mit Ärzten und Kliniken, die Patienten ins TZB verlegen, und allen in Zukunft für die Patienten infrage kommenden Institutionen, Einrichtungen, Schul- oder Umschulungseinrichtungen und bauen ein diesbezügliches Netzwerk auf.
- Sie unterstützen rehabilitierte Patienten und deren Angehörige bei der Suche eines Arbeitsplatzes.
- Sie prüfen vor Ort das zukünftige Umfeld des Patienten, machen Vorschläge für eine eventuell behindertengerechte Gestaltung und klären diesbezügliche Kostenfragen.
- Sie klären Beschäftigungsmöglichkeiten. Für das Selbstwertgefühl der Patienten ist ein erfüllter Tagesablauf sehr wichtig, am besten die Ausübung einer beruflichen Tätigkeit, eventuell auch in einer beruflichen Behindertenwerkstatt, oder eine anderweitige Beschäftigung.
- Öffentlichkeitsarbeit und Organisation von Informationsveranstaltungen, Außendarstellung der Klinik

Der Sozialdienst erhebt eine sogenannte Sozialanamnese und macht Vorschläge zur Behandlung von Problemen mit Methoden der Sozialarbeit. Sozialarbeiter müssen sich laufend über die bestehenden Vorschriften der Sozialgesetzgebung informieren.

## 10 Pflegedienstleitung, Therapieleitung, Supervision, Stations-/Bereichsleiter

Die Pflegedienst- beziehungsweise Therapieleitung ist für ihren jeweiligen gesamten Fachbereich, insbesondere für alle Mitarbeiter ihres Bereichs und auch für die Beachtung der in Kapitel 5 geschilderten übergeordneten therapeutischen Grundsätze verantwortlich. Zu den Aufgaben der Pflegedienst- und Therapieleitung gehört:

- Optimierung der Therapie- bzw. Pflegequalität durch konkrete fachliche Beratung, insbesondere bei Problemen und deren Evaluation
- Einhaltung der konzeptionellen Grundlagen
- rationeller Personaleinsatz ohne Leerlauf
- Erkennen von Schwachstellen und von beginnenden Differenzen
- Erhaltung und Verbesserung der Motivation
- Personalbeurteilung durch Anerkennen von guten Leistungen, aber auch das Erkennen und Ansprechen von Leistungsdefiziten und deren Behebung
- Verhalten gegenüber Patienten und Angehörigen
- Hilfestellung für Mitarbeiter bei schwierigen oder außergewöhnlichen Fachproblemen durch gemeinsame Problemlösung vor Ort
- fachliche Supervision
- Einhaltung der Therapiezeiten laut Therapieplan
- Beachtung der Hygienevorschriften
- etc.

Die vorgenannte Verantwortung kann nur teilweise, aber niemals vollständig auf die Abteilungs- oder Stationsleitungen delegiert werden. Demzufolge soll die Pflegedienst- beziehungsweise Therapieleitung neben ihren administrativen Aufgaben möglichst viel vor Ort am Patienten tätig sein. Durch ihre aktive Mitarbeit können fachliche oder sonstige Probleme mit dem Personal, Patienten und Angehörigen sofort erkannt und meist gelöst werden, bevor sie hochkulminieren, sowie die fachlich qualifizierte Patientenbehandlung am besten beurteilt und durch fachliche Ratschläge verbessert werden.

Anerkannte Fachpersönlichkeiten haben mir immer wieder versichert, dass sie, trotz ihrer jeweiligen administrativen Hauptaufgaben stets auch mit Patienten arbeiten müssen. Einmal, um verschiedene und oft neue Arbeits- und Therapieansätze am Patienten selbst zu entwickeln und zu erproben und das Gefühl für die Patientenbehandlung nicht zu verlieren. Zum anderen aber auch, um schwierige fachliche Probleme am besten vor Ort am Patienten gemeinsam mit dem jeweiligen Mitarbeiter zu lösen, ohne theoretische Diskussionen im Büro oder in Schulungsräumen.

Pat Davies, Gisela Rolf, das Ehepaar Bobath, Kay Coombes, der Therapieleiter der Klinik Valens, Urs Gamper, die Pflegedienstleiterin dieser Klinik, die Therapie- und Pflegedienstleiterinnen des Meadowbrook Hospitals, Gardner (USA), waren selbst am Patienten meist bei den schwierigsten Fällen tätig, soweit ihre administrativen Aufgaben dies zuließen.

Es ist deshalb zwingend notwendig, dass sich auch im TZB die Therapie- beziehungsweise Pflegedienstleitung ständig Eindrücke durch die Tätigkeit vor Ort verschafft und nicht nur durch gelegentliches Beobachten. Durch eigene fachlich überzeugende Tätigkeit vor Ort, durch die dabei mögliche fachkundige Supervision und durch das gemeinsame Lösen schwieriger Probleme am Patienten steigen Wertschätzung und Autorität dieser Führungskräfte bei den Mitarbeitern erheblich.

Therapieinhalte können von den Leitenden und auch von erfahrenen Kollegen durch eigenes Vormachen während der Tätigkeit am Patienten viel besser vermittelt beziehungsweise korrigiert werden als durch verbale Diskussionen. Während der Patientenbehandlung können andere, im gleichen Raum tätige Therapeuten in ihrer Arbeitsweise beobachtet und supervisiert werden. Dadurch werden die meist wenig ergiebigen, aber zeitaufwendigen Besprechungen größtenteils überflüssig.

Die Supervision durch Lehrtherapeuten für einige Tage im Anschluss an einen Weiterbildungskurs kann erforderlich und sinnvoll sein. Im Übrigen sollte die Supervision durch die Bereichs- und Abteilungsleiter und durch erfahrene Kollegen währen ihrer Patientenbehandlung erfolgen.

# Kapitel 7

# Therapie von schwer Hirnverletzten, Koma- und Wachkomapatienten

Das nachstehend geschilderte Behandlungskonzept des Therapiezentrums Burgau hat sich in den letzten 26 Jahren ausgezeichnet bewährt und bietet eine optimale Behandlungsgrundlage für Hirnverletzte, Koma- und Wachkomapatienten. Zwischenzeitlich gemachte Erfahrungen und Verbesserungen sind in das Konzept eingeflossen.

## 1 Voraussetzungen

Ziel der Behandlung unserer schwer hirnverletzten Patienten ist die Fähigkeit, später mit den Alltagsbedingungen bestmöglich zurechtzukommen, das heißt, ein Maximum von Zugewinn an Teilhabe- und Lebensqualität. Aber bestmögliche Rehabilitationserfolge sind nur dann zu erreichen, wenn

- Kausalbehandlung absoluten Vorrang vor Symptombehandlung hat,
- ein für schwer Hirnverletzte bewährtes, durchgängiges therapeutisches Konzept besteht (nicht nur auf dem Papier), das auch tatsächlich von dafür geschulten Ärzten, Therapeuten und Pflege fachkundig umgesetzt wird mit dem Ziel, dem Patienten einen größtmöglichen Zugewinn an Lebensqualität zu verschaffen, um ihm die Möglichkeit zu geben, im Alltag zurecht zu kommen,
- ein hochmotiviertes und entsprechend geschultes Rehabilitationsteam vorhanden ist, das seine ganze Kraft den Patienten zuwenden kann und das nicht durch hausinterne Probleme und Auseinandersetzungen frustriert wird,
- ausreichend finanzielle Ressourcen für die Anstellung und Weiterbildung geeigneter Mitarbeiter und entsprechende Ausstattung zur Verfügung stehen und die vorhandenen personellen Ressourcen, möglichst ohne überdurchschnittlich hohe Ausfallzeiten und Leerlauf, für die Arbeit am Patienten eingesetzt werden,
- ein fähiges Management vorhanden ist, das nach Grundsätzen der freien Wirtschaft arbeitet und für eine straffe Organisation und wirtschaftliche Mittelverwendung in allen Bereichen sorgt.

## 2 Die Neuroplastizität des Gehirns

Eine wichtige Rolle bei der Therapie von Hirnverletzten spielt die Neuroplastizität, das heißt, die Anpassungsfähigkeit des Gehirns, die lebenslang anhält. Bei entsprechendem Training und Stimulation des Gehirns können intakte Gehirnareale die Funktion von geschädigten Hirnbereichen übernehmen.

Durch therapeutische Maßnahmen und durch Lernen können die neuronalen Strukturen und Verbindungen im Gehirn beeinflusst werden. Es entstehen dadurch neue synaptische Verbindungen. Synapsen, ganze Hirnareale oder Nervenzellen können sich, abhängig von Therapie-Aktivitäts- oder Lerninhalten, in ihren Eigenschaften verändern.

Eine, in einem bestimmten Areal der Großhirnrinde angesiedelte Funktion, kann aktivitäts- oder stimulationsabhängig zu einem anderen Hirnbereich „wandern". Selbst bei ausgedehnten Hirnschädigungen wurden teilweise erhebliche anatomische Funktionsverlagerungen im Gehirn festgestellt.

Dies alles spielte 1988 bei Erstellung des therapeutischen Konzepts des TZB eine ganz wesentliche Rolle. Und auf der Kenntnis dieser Zusammenhänge basiert ein Großteil der Erfolge des TZB bei der Behandlung von schwer hirnverletzten, Koma- und Wachkomapatienten.

In der Zwischenzeit hat die Hirnforschung diese Zusammenhänge bestätigt. Durch die verbesserten modernen bildgebenden Verfahren wurden enorme weitere und vertiefte Erkenntnisse gewonnen. Die neuesten Forschungsergebnisse deuten darauf hin, dass viele Hirnfunktionen auf molekularen Prozessen basieren.

## 3 Zugrunde liegende Fachkonzepte

### a. Behandlungskonzept des TZB

Das therapeutische Behandlungskonzept des TZB besteht aus folgenden Komponenten:
- das Behandlungskonzept von Pat Davies
- das Bobath-Konzept

- das Behandlungskonzept von Dr. Félicie Affolter
- die Behandlung des facio-oralen Trakts nach Kay Coombes (F.O.T.T.)
- Teile des Behandlungskonzeptes des Meadowbrook Hospitals in Gardner, USA
- Mobilisation des Nervensystems nach einem Konzept, das von David Butler entwickelt und von Gisela Rolf in die Neurologie eingeführt wurde
- meine eigenen zweieinhalbjährigen Erfahrungen während der Behandlung meiner Tochter und den 27 Jahren Erfahrungen seit Gründung des TZB

Die vorgenannten Behandlungskonzepte ergänzen sich und stehen nicht im gegenseitigen Widerspruch. Sie sind miteinander vernetzt und ergeben bei richtiger Anwendung ein sinnvolles und optimales Gesamt-Therapiekonzept für die Behandlung von schwer Hirngeschädigten.

Im Zusammenspiel entfalten die vorgenannten grundlegenden Konzepte ihr Potenzial. Deshalb sollen alle mit den Patienten arbeitenden Mitarbeiter in diesen Konzepten geschult werden. Die vorgenannten Behandlungskonzepte sind vollinhaltlich Bestandteile des fachlichen Konzeptes des TZB und ergänzen sich gegenseitig zu einem sinnvollen Ganzen. Damit erübrigt sich die Entscheidung, welches Konzept bei den einzelnen Patienten zur Anwendung gelangt.

Im Folgenden erwähne ich nur einige, mir besonders wichtig erscheinende Teilaspekte der vorgenannten Konzepte. Die Erfolge der Behandlungskonzepte von Pat Davies, Dr. Affolter, Gisela Rolf, des Meadowbrook Hospitals und des Behandlungskonzeptes des facio-oralen Traktes von Kay Coombes habe ich eineinhalb Jahre lang bei meiner eigenen Tochter erlebt.

Pat Davies hat ganz maßgeblich beim Entstehen des therapeutischen Konzeptes des TZB mitgewirkt und stand beratend bei der Personalgewinnung zur Verfügung.

Es gibt eine Vielzahl von weiteren Behandlungskonzepten wie Feldenkrais, Klein-Vogelbach, Vojta, Musik-, Reit-, Wassertherapie, Fußreflexzonenbehandlung usw., die in Einzelfällen, nach Entscheidung des therapeutischen Teams, angewendet werden können. Ich warne allerdings davor, einzelne dieser Therapieformen als alleinseligmachende Therapie von Hirnverletzten zu betrachten, wie dies viele Angehörige und Therapeuten propagieren, die möglicherweise in einem Einzelfall damit Erfolg hatten.

### b. Behandlung von schwer Hirnverletzten nach Pat Davies

Pat Davies ist eine weltbekannte Physiotherapeutin, die aufgrund ihrer jahrzehntelangen Erfahrung ein einmaliges und umfassendes Konzept für Patienten mit schweren Hirnverletzungen entwickelte. Sie vermittelte dieses Wissen über viele Jahre in unzähligen Schulungen und praktischen Übungen an Ärzte, Krankengymnasten, Therapeuten jeder Fachrichtung und Pflegepersonal.

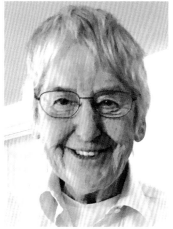

*Pat Davies*

Auf der ständigen Suche nach Verbesserungen arbeitete sie neben ihrer Lehrtätigkeit immer mit hirnverletzten Patienten und nahm sich dabei oft aussichtsloser Schwerstfälle an. Unzählige, schwer hirngeschädigte Menschen, sogenannte hoffnungslose Fälle, bewahrte sie vor lebenslangem Siechtum. Auch meine am 19.07.1987 bei einem Verkehrsunfall verunglückte damals 17-jährige Tochter Evi hatte das große Glück, von ihr behandelt zu werden.

Ich lernte Pat Davies leider erst sechs Monate nach dem Verkehrsunfall meiner Tochter kennen, und sie begleitete und supervisierte Evis Rehabilitation einkeinhalb Jahre lang in der hervorragenden Klinik Valens, Schweiz, und behandelte meine Tochter lange Zeit auch selbst.

Wie bereits in der Vorgeschichte geschildert, war ich in diesen eineinhalb Jahren ganztägig bei allen Therapien dabei, deren Grundlagen mir ausführlich erklärt wurden. Ich konnte an Fachschulungen und Kongressen teilnehmen und lernte viele internationale Fachleute kennen und konnte hautnah die Behandlung anderer hirnverletzter Patienten verfolgen.

Ich lernte ebenfalls Gisela Rolf, die Leiterin des Fortbildungszentrums Hermitage, Bad Ragaz, kennen, die meine Tochter in der Spätphase behandelte. Gisela Rolf ist eine anerkannte Bobath- und Maitland-Instruktorin mit großer Erfahrung in der Behandlung von Hirnverletzten mit dem Spezialgebiet „Mobilisation des Nervensystems".

Bei Patienten mit Kontrakturen verkürzen sich nicht nur Sehnen und Muskeln, sondern auch die Nerven. Das Spezialgebiet der Mobilisation des Nervensystems ergänzt das Konzept von Pat Davies auf ideale Weise.

Die nicht für möglich gehaltenen Fortschritte bei meiner Tochter und bei vielen anderen Patienten haben mich zutiefst davon überzeugt, dass das Konzept von Pat Davies bei der späteren Gründung des TZB eine wesentliche Grundlage sein müsste.

Es sprengt den Rahmen dieses Buches und ich wäre sicherlich gar nicht in der Lage, das gesamte Therapiekonzept von Pat Davies vollständig zu beschreiben. Ich beschränke mich deshalb auf die Feststellung, dass das Behandlungskonzept, wie von Pat Davies in dem Buch Wieder Aufstehen – Frühbehandlung und Rehabilitation für Patienten mit schweren Hirnschädigungen beschrieben, wesentlicher Bestandteil des Therapiekonzeptes des TZB ist (siehe Anhang). Ich empfehle allen Interessierten, insbesondere den Mitgliedern des therapeutischen Teams des TZB, dringend, das Buch zu lesen. Es ist außerdem ein wichtiges Nachschlagewerk für die richtige Behandlung in vielfältigen komplexen Situationen.

Die erfolgreichen Behandlungskonzepte von Bobath, Kay Coombes und Gisela Rolf lernte Pat Davies im Laufe ihrer Tätigkeit kennen und schätzen und integrierte sie in ihr eigenes Konzept.

Sie erkannte 1977, nach einem achtwöchigen Kurs bei Dr. Affolter, die große Bedeutung der gestörten Wahrnehmung und des gestörten taktil-kinästhetischen Inputs ins Gehirn. Sie arbeitete lange Jahre mit dem Affolter-Wahrnehmungs-Spezialisten Hans Sonderegger bei Seminaren und der Patientenbehandlung erfolgreich zusammen und brachte die gemeinsamen Erfahrungen ebenfalls in ihr Behandlungskonzept ein.

### c. Das Bobath-Konzept

Das Bobath-Konzept ist ein problemlösender Ansatz zur Befundaufnahme und Behandlung von neurologischen Schädigungen oder Erkrankungen. Es beruht auf der Veränderungsfähigkeit (Neuroplastizität) des Gehirns, wonach gesunde Hirnregionen Aufgaben der geschädigten Regionen übernehmen können.

Der Bobath-Therapie zufolge soll dem gestörten zentralen Nervensystem geholfen werden, physiologische Bewegungen im Alltag zu erfahren und zu spüren, mit dem Ziel, dass automatisch Probleme des Alltags gelöst werden können. Ziel ist weiterhin die Anbahnung normaler Haltungs- und

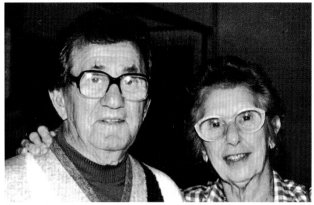

*Ehepaar Bobath*

Bewegungsreaktionen in der Interaktion mit der Umwelt. Das Konzept beinhaltet die konsequente Förderung durch Bewegungssequenzen und ständiges Wiederholen, sodass auch geschädigte Verbindungen (Synapsen) zwischen den Nervenfasern wiederaufgebaut werden können.

Dieses Konzept lernte ich auf einem Bobath-Seminar in Bad Ragaz kennen, wo ich auch dem Ehepaar Bobath begegnete. Bertie Bobath entwickelte Methoden zur Behandlung von hirnverletzten Patienten, insbesondere zum Beispiel zur Behandlung von Spastizität, Hemiplegie und zur Mobilisation des gesamten Nervensystems. Das Bobath-Konzept kann in allen Bereichen der Rehabilitation angewendet werden und ist demzufolge wichtiger Bestandteil bei der Rehabilitation von Hirnverletzten mit erworbenen Hirnschäden.

Übergeordnetes Therapieziel ist das emotionale und geistige Erkennen zur Selbsteinschätzung des Patienten sowie, seinen Bewegungsablauf und seine Bewegungsgrenzen und Möglichkeiten zu verbessern. Der Patient soll durch aktive Mitarbeit im Sinne eines Lern- und Übungsprozesses eine eigenständige Problemlösungsstrategie für den Alltag entwickeln. Das Bobath-Konzept unterscheidet dabei zwischen Lern- und Übungsprozessen des Patienten.

Bertie Bobath hat langjährige Erfahrung mit Spastizität und entwickelte Behandlungsstrategien zu deren Verbesserung. Das Bobath-Konzept beinhaltet eine Vielzahl von Behandlungsmöglichkeiten zur Mobilisierung der Patienten inklusive der Behandlung des Nervensystems. Durch Lern- und Übungsprozesse sollen

der eigene Bewegungsablauf im Alltag verbessert und die kognitive Selbsteinschätzung gestärkt werden. In den letzten Jahren wurden außerdem verschiedene aktuelle neurowissenschaftliche Erkenntnisse in das Bobath-Konzept
integriert.

## d. Das Affolter-Modell

Dr. Félicie Affolter entwickelte ein Therapiekonzept,
auch „Gespürte Interaktionstherapie" genannt,
in welchem der Patient mit dem Therapeuten
Handlungen ausübt, die von wahrnehmungsgestörten Patienten selbst nicht ausgeführt werden
können.

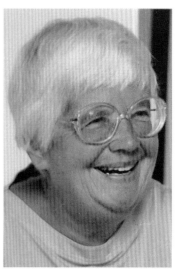

Bei gestörter Wahrnehmung wird durch gezieltes
Führen an Händen und Körper während alltäg-
licher Geschehnisse die Verbesserung der gespürten
Information erreicht. Führen bedeutet, dass eine
Therapeutin mit dem Patienten Handlungen ausführt
und zwar so, dass eine Beziehung zwischen Patient
und der Umwelt hergestellt wird. Er bekommt *Dr. Félicie Affolter*
also Spürinformationen. Durch diese gespürten In-
teraktionserfahrungen werden kognitive, motori-
sche und emotionale Leistungen gefördert.

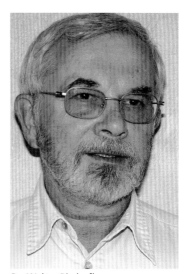

Problemlösende Geschehnisse des Alltags werden
durch Spürinformationen verinnerlicht. Diese Spürinformationen kann das Gehirn wesentlich besser
abspeichern als visuelle oder auditive Eindrücke,
bei denen die Information andersartig ist.

Das Affolter-Modell gehört mittlerweile zu den
wichtigsten therapeutischen Ansätzen in der
Arbeit mit wahrnehmungsgestörten Patienten. Im
Folgenden zitiere ich mit ihrer Erlaubnis aus ihrem
Buch Wahrnehmung, Wirklichkeit und Sprache: *Dr. Walter Bischofberger*

„Es gibt eine nahe Welt, die man berühren kann oder auf der man laufen kann.

Ich spüre diese nahe Welt, kann sie anfassen, da sie mir Widerstand gibt. Im Gegensatz zur fernen Welt, die ich wohl anschauen und hören kann, aber die ich nicht spüre und die meinen Bewegungen keinen Widerstand entgegensetzt.

Wir kommen in diese Welt. Wir erfahren, dass sie da ist – uns umgibt – eine Umwelt ist. Diese Erfahrung beruht auf Wahrnehmung. Um wahrzunehmen, besitzen wir verschiedene Sinnesbereiche. Der wichtigste und zugleich komplexeste ist der taktil-kinästhetische oder das Spüren. Spüren bildet die Grundlage, um mit der Umwelt vertraut zu werden; dazu hören, sehen, riechen und schmecken wir.

Spricht man von Wahrnehmung im weiteren Sinne, dann meint man damit das Aufnehmen von Reizen über die verschiedenen Sinnesbereiche, die uns mit der Umwelt verbinden. Umwelt ist aber noch nicht Wirklichkeit. Damit die Umwelt zur Wirklichkeit wird, muss ich mich mit Ursachen und Wirkungen auseinandersetzen. Wie wirkt die Umwelt auf mich, wie wirke ich auf die Umwelt? Wie wirken die Teile der Umwelt aufeinander – seien es Dinge oder Personen? Erst das Wissen über solches Wirken innerhalb meiner Umwelt einerseits und zwischen der Umwelt und mir andererseits lässt mir die Umwelt zur Wirklichkeit werden.

Damit dies möglich wird, benötige ich Wahr-Nehmungen im engeren Sinn. Wirken kann ich nur, indem ich etwas nehmen kann. Indem ich die Umwelt nehme und damit etwas bewirke, kann ich mich auf sie richten, ihrer gewahr werden. So erfahre ich, dass die Umwelt besteht – ich nehme sie wahr.

Zum Nehmen aber gehört Spüren. Damit ist Spüren eng mit Wirken verbunden. Wenn wir uns Gedanken machen über Berühren – Nehmen – Wirken, über Welt – Umwelt – Wirklichkeit, dann müssen wir das Spüren dabei einschließen."

Ich hoffe, dass diese Schilderungen zum Verständnis der Grundlagen des Affolter-Konzeptes beitragen. Die ausführliche Darstellung und die praktischen Anwendungen der Therapie werden in dem Buch von Félicie Affolter Wahrnehmung, Wirklichkeit und Sprache ausführlich behandelt (siehe Anhang).

Die für die Behandlung von Hirnverletzten wichtigsten Aspekte habe ich im Kapitel 7 dieses Buches bei vielen Unterziffern genannt.

### e. Die Behandlung des facio-oralen Trakts nach Kay Coombes (F.O.T.T.)

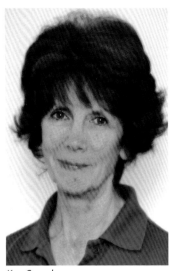
Kay Coombes

Die Therapie des facio-oralen Trakts wurde von Kay Coombes, unter Verknüpfung mit der Bobath-Methode, entwickelt. Es ist eine multidisziplinäre Methode, bei der Defizite der Mundbewegung, der Mimik, bei Schluck-, Sprech- und Atembeschwerden und der Stimmbildung behandelt werden.

Bewegung und Haltung des Patienten haben Einfluss auf die Funktionen des facio-oralen Trakts (Mund- und Gesichtsbereich). Demzufolge sind nicht nur Kenntnisse in der Behandlung des Gesichts-, Sprech- und Schlucktraktes, sondern auch Kenntnisse zur Behandlung des menschlichen Körpers und des Bewegungsverhaltens notwendig.

Eine wichtige Rolle spielt die Atmung, die sich beim gesunden Menschen automatisch beim Sprechen, Schlucken oder Lachen etc. anpasst beziehungsweise unterbrochen wird.

Hirnverletzte haben oft Gleichgewichtsprobleme, zum Beispiel durch langes Liegen und Tonuserhöhungen, das heißt Versteifung des Körpers, wodurch natürlich auch die Sprach-, Sprech-, Schluck- und Atmungsfunktionen beeinträchtigt werden.

Das F.O.T.T.-Konzept von Kay Coombes beinhaltet Behandlungsmöglichkeiten der vorgenannten und vieler weiterer Defizite, wie zum Beispiel das Erkennen von Nahrungsresten im Mundbereich, das Schlucken, auch des eigenen Speichels, der gesamte Bereich der Mundhygiene, die Trachealkanülenversorgung und -entwöhnung usw.

Das komplette F.O.T.T-Konzept wurde in das Gesamtbehandlungskonzept des TZB integriert und ist unter Beachtung der in Kapitel 5 genannten übergeordneten Grundsätze ein wichtiger Baustein unseres therapeutischen Gesamtkonzeptes.

## 4 Kontakte mit Akutklinik und nachversorgenden Einrichtungen

Zwischen dem Therapiezentrum Burgau und den Akutkliniken, die Patienten nach Burgau verlegen, sollte ständiger Kontakt bestehen.

Ein Arzt des TZB sollte wöchentlich auf der Intensivstation des Augsburger Zentralklinikums sein, da von dort die meisten Patienten nach Burgau verlegt werden. Dabei können die Schädigungsursachen, die Vorerkrankungen und der Verlauf mit den dortigen Ärzten besprochen und die möglichen Verlegungstermine abgestimmt werden.

Bei diesen Kontakten kann der Arzt des TZB den Mitarbeitern der Akutklinik Ratschläge für richtiges Lagern, Spastik- und Kontrakturvermeidung etc. geben. Umgekehrt erhält der Arzt des TZB wertvolle Behandlungstipps für bestehende Akutprobleme.

Mit nachversorgenden Einrichtungen sollten ebenfalls, schon vor Aufnahme des Patienten, ausreichende Kontakte zum TZB bestehen, damit der Patient qualifiziert weiterversorgt werden kann.

## 5 Medikamente absetzen beziehungsweise reduzieren

Aus den Intensivstationen von Akutkliniken kommende Patienten wurden oft notwendigerweise mit stark sediert wirkenden Medikamenten behandelt beziehungsweise sie wurden zeitweise narkotisiert. Wie aber sollen Patienten aus dem Koma oder Wachkoma (apallisches Syndrom) herauskommen, wenn sie mit stark beruhigend wirkenden Medikamenten vollgestopft sind?

In diesem Zustand ist die Verbesserung des Wachheitsgrades, die Stimulation aller Sinne, das Anbahnen von Schlucken und Sprechen nicht möglich.

Die Ärzte des TZB werden deshalb alles daransetzen, soweit möglich, sedierend wirkende Medikamente zum ehestmöglichen Zeitpunkt abzusetzen beziehungsweise gleitend die Dosierung zu reduzieren (ausschleichen). Die Folgen der Medikamentenreduzierung müssen therapeutisch aufgefangen werden, was in den folgenden Absätzen geschildert wird.

In vielen Fällen kann der Arzt jedoch auf Medikamente nicht verzichten und muss diese zwingend verordnen, zum Beispiel bei bakteriellen Infekten etc., bei vegetativen Krisen wie Herzjagen, Muskelkrämpfen, epileptischen Anfällen usw., wenn diese Krisen nicht therapeutisch aufgefangen werden können.

Auch bei vielen anderen Komplikationen ist zumindest eine zeitlich befristete Medikamentengabe erforderlich.

# 6 Kausalbehandlung durch Vermeidung von Schmerz

Alles was dem Patienten Schmerz verursacht, ist im Sinne einer Kausalbehandlung möglichst zu eliminieren und durch therapeutische Maßnahmen zu ersetzen.

Ich bin fest davon überzeugt, dass der Patient auch im Koma oder Wachkoma Schmerz empfindet, wenngleich oft auf einem niedrigeren Level. Da er sich nicht äußern kann, reagiert er darauf mit dem wenigen, was er kann, zum Beispiel mit Tonuserhöhung, Muskelhyperaktivität, Beuge- und Streckkrämpfen, Hyperthermie, Unruhe etc., woraus sich später Kontrakturen und Folgeschäden entwickeln können. Auch Spastik wird durch Schmerz oft massiv verstärkt.

Akute Komplikationen können auch durch Verstopfung verursacht werden, zum Beispiel Störung der Atmung, Erbrechen, Darmverschluss etc. Auf regelmäßige Stuhlentleerung ist zu achten.

Schmerz kann zum Beispiel auch verursacht werden durch:

• langes Liegen in derselben Lage ohne richtige Lagerung und regelmäßige

Umlagerung, Glätten der Kissen und Bettbezüge, Aufstellen auf die eigenen Füße etc.

- Magenkrämpfe und Blähungen, oft verursacht durch Sondennahrung
- Würgereflexe durch Trachealkanülen oder durch Nasensonden oder nicht richtig liegende PEG-Sonden (= Magensonden)
- vielfältige Schmerzempfindungen, Wundliegen, Druckstellen etc.
- Juckreiz
- falsch durchgeführte therapeutische Aktivitäten oder falsches Verhalten von Personen am Bett
- unangenehmen Krach
- Blendung durch Licht
- Probleme bei der Urin- oder Stuhlentleerung
- Hitze, Kälte, Luftzug
- Körperteile, die an kalter Umgebung anliegen, zum Beispiel Arme oder Beine an kalten Metallteilen wie Bettgittern, Stuhl oder Tischbeinen etc.
- Entzündungen und Schmerz verursachende Erkrankungen etc.

Wesentliche Bestandteile der Kausalbehandlung sind in den folgenden Abschnitten 7 bis 23 geschildert.

# 7 Stehen, Verweilen außerhalb des Bettes

Für hirnverletzte Patienten ist es äußerst wichtig, zum ehestmöglichen Zeitpunkt, also auch bereits in den ersten Tagen nach dem Schädigungsereignis, aufrecht zu stehen, zum Beispiel in einer Stehvorrichtung.

Auch auf der Intensivstation in der Frühphase, wenn der Patient bewusstlos ist und sich nicht bewegen kann, ist das Stehen auf den eigenen Beinen wichtig. Nur in sehr wenigen Fällen ist dies nicht möglich oder kontraindiziert.

Nachdem das Aufstehen in der Akutklinik meist nicht erfolgt, ist dies in der Rehaklinik umso wichtiger. In den meisten Fällen ist dies durch Verlängerung aller Versorgungsschläuche und Drainagen, durch Anlegen von Halbschienen vom Oberschenkel bis zum Fuß, die bandagiert werden, und durch die Verwendung von Stehvorrichtungen, bei Bedarf auch unter Monitorüberwachung, möglich.

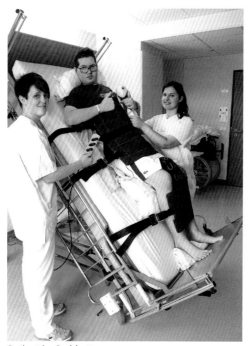

*Patient im Stehbett*

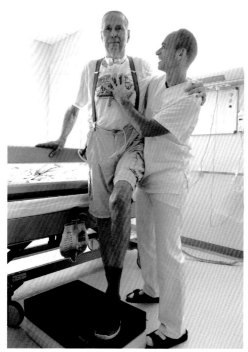

*Stehen auf einem Bein auf Unterlage*

Vorher muss der Patient langsam an die vertikale Lage unter Überwachung der Kreislauffunktionen gewöhnt werden. Wenn der Patient längere Zeit, ca. eine halbe Stunde, im Rollstuhl toleriert, ist er meist kreislaufstabil, sodass er auf die eigenen Füße gestellt werden kann.

Die Prüfung, ob der Patient die vertikale Lage von den Kreislauffunktionen her toleriert, kann auch durch kurzzeitige Verwendung eines Stehbetts/-bretts erfolgen, das unter Monitorüberwachung von der horizontalen bis zur vertikalen Stellung hochgeschwenkt werden kann. So kann der Patient baldmöglichst zum Stehen auf den eigenen Füßen unter Anlegen von Knie-Extensionsschienen (Halbschalen, die bandagiert werden) gebracht werden.

Das Gewicht des Patienten sollte gleichmäßig auf beide Beine verteilt sein beziehungsweise eine Belastung wechselnd von einem zum anderen Bein erfolgen. In besonderen Fällen können sogar Patienten mit Beinfrakturen durch erhöhtes Aufstellen des unverletzten Beines auf einer Unterlage zum Stehen gebracht werden, wobei das verletzte Bein nicht belastet wird. Bei komatösen Patienten kann der Kopf in einer Kopfstütze fixiert oder von Hand gehalten werden.

Durch das frühestmögliche Stehen

- werden die Kreislauffunktionen und die Hirndurchblutung verbessert,
- werden die oft auftretenden Beinkontrakturen und Spitzfüße etc. vermieden und damit großes Leid für die Patienten durch die schmerzhafte Rückbildung,
- werden die Spastik und Muskelhyperaktivität günstig beeinflusst,
- wird Schmerz durch dauerndes Liegen reduziert,
- wird dem Patienten durch die krankengymnastischen Aktivitäten, das Spüren des Fußbodens und des Tisches oder der Stehvorrichtung Sicherheit vermittelt und das Körpergefühl gestärkt,

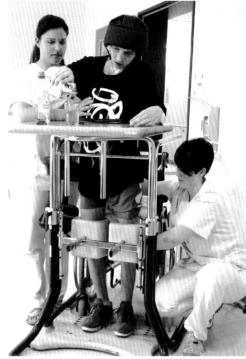

*Therapie im Stehen im Standing*

- werden die Patienten später schneller selbst Stehen und Gehen lernen,
- wird die vollständige Blasenentleerung verbessert,
- werden Druckgeschwüre und vielfältige Pein durch dauerndes Liegen verhindert,
- werden Schäden im Nervensystem nicht verstärkt,
- werden der Wachheitsgrad und vielfältige andere Körperfunktionen verbessert,
- werden die Funktion der inneren Organe, der Knochenbau und der Tonus verbessert.

Die oft aus Bequemlichkeit oder unter Zeitdruck erfolgende Mobilisierung des Patienten im Bett ist nicht ausreichend. Aber durch das tage- oder wochenlange Liegen entstehen viele weitere erhebliche Folgeschäden. Deshalb ist das mindestens einmal tägliche Stehen der ans Bett gebundenen Patienten wichtiger Bestandteil des Behandlungskonzepts des TZB.

Darüber hinaus kann der Patient in Spezialrollstühlen mit Kopffixierung an der Kopfstütze, mit Unterarmen auf dem Rollstuhltisch oder am Tisch zeitweise sitzen.

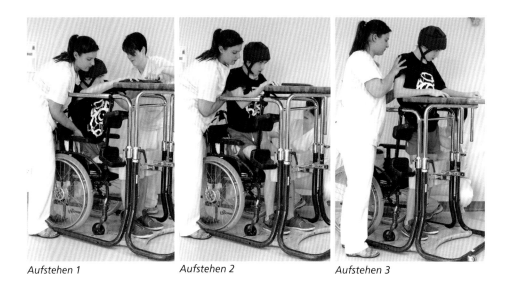

Aufstehen 1          Aufstehen 2          Aufstehen 3

Der Wachheitsgrad verbessert sich oft signifikant, wenn der Patient mindestens einmal, besser mehrmals täglich auf seinen eigenen Füßen steht und er zeitweise am Tisch oder im Rollstuhl sitzt.

Wie schon erwähnt, sind das Bett und das Krankenzimmer im Idealfall nur Ruhe- und Schlafstatt, insbesondere in der späteren Rehabilitationsphase.

## 8   Tag-Nacht-Rhythmus

Der Patient sollte so bald wie möglich in einen Tag- und Nacht-Rhythmus kommen, wobei seine Nachtruhe nicht durch helles Licht, vielfältige Geräusche etc. gestört werden soll, mit Ausnahme der notwendigen pflegerischen Aktivitäten und dem erforderlichen Umlagern.

Tagsüber sollten sich die Patienten zunehmend, mit Ausnahme der Ruhephasen, möglichst außerhalb des Krankenzimmers aufhalten, zum Beispiel auch in Therapieräumen fachgerecht gelagert und umgelagert werden, wobei Therapeuten, die andere Patienten behandeln, die Überwachung übernehmen.

Im Meadowbrook Hospital in Gardner, USA, habe ich gesehen, dass komatöse oder stark bewusstseinsgetrübte Patienten in speziellen Rollstühlen mit Kopfhalterungen oder in Liegerollstühlen Zeit verbrachten, teilweise in Fluren,

Aufenthaltsräumen oder Therapieräumen – selbstverständlich immer unter Beobachtung von Fachpersonal –, während andere Patienten therapiert wurden.

Tag und Nacht im Krankenzimmer die Decke anstarren, ist verheerend für die Patienten, und sie erhalten dadurch auch keinerlei Input und Stimulation. Durch das vorbeschriebene Verweilen des Patienten außerhalb des Krankenzimmers erfolgen vielfältige auditive, visuelle und Spürinputs für das Gehirn.

## 9   Ruhepausen / Überforderung

Eine Überforderung der Patienten ist unbedingt zu vermeiden, deshalb sind ausreichende Ruhephasen einzuhalten.

Der Zustand der Patienten in der ersten Phase der Rehabilitation ist meist stark schwankend. Um Überforderung zu vermeiden, ist darauf individuelle Rücksicht zu nehmen.

Der Körper braucht Pausen, um die auf ihn durch die therapeutischen Maßnahmen eingeströmten Informationen verarbeiten zu können. Nach Reduzierung oder Absetzung von sedierend wirkenden Medikamenten wird der Patient zunehmend wacher und belastbarer.

Neben der Einhaltung des Tag-Nacht-Rhythmus sollte baldmöglich auch ein gleichbleibender Tagesablauf angestrebt werden, in dem sich Aktivitäten und Ruhepausen abwechseln.

## 10  Lagerung

Von großer Bedeutung ist die richtige Lagerung der Patienten, sofern diese ihre Lage nicht selbst verändern können. Möglich sind Rücken-, Seiten-, und wenn sinnvoll auch bei entsprechender Indikation die Bauchlage auch auf ca. 50 cm hohen, speziell angepassten Schaumstoff-Unterlagen beziehungsweise auch auf fahrbaren Liegen beim Transfer. Diese Patienten dürfen nicht längere Zeit in der gleichen Lage verbleiben, sondern sie müssen täglich, Tag und Nacht, auch an Sonn- und Feiertagen, zu den individuell festgelegten Abständen umgelagert werden.

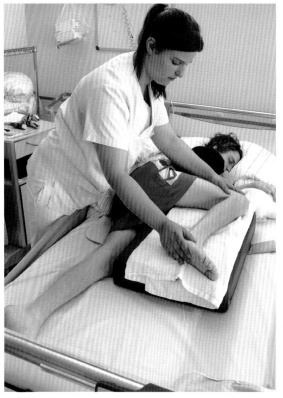

*richtige Lagerung*

Kontrakturen im Schulter- und Oberarmbereich können durch die Bauchlage auf einem Schaumstoffkissen, wenn erforderlich mit Aussparung für die Trachealkanüle, günstig beeinflusst werden, da die Arme in dieser Lage herunterhängen.

Die Art der Lagerung ist mit dem Physiotherapeuten festzulegen und kann mit Fotos am Bett dokumentiert werden. Die Lagerung soll wahrnehmungsfördernd, atmungsunterstützend, schmerzvermeidend, tonusnormalisierend und vorbeugend gegen Dekubitus, Kontrakturen und gegen Pneumonie erfolgen. Eine Vielzahl von Hilfsmitteln kann für die optimale Lagerung individuell zum Einsatz kommen (Schaumstoff-Rollen, Keile, Würfel etc. und Spezialkissen).

Die Füße des Patienten sollten nicht an der senkrechten unteren Bettbegrenzung anstehen, da dies zu Schmerz und Kontrakturen führen kann. Im TZB können diese Bettfußteile herausgenommen und die Matratzen bei Bedarf verlängert werden, was besonders bei großen Patienten, deren Beine eingegipst sind, erforderlich ist.

## 11 Therapie an Wochenenden, Feiertagen etc.

Es ist ungünstig, wenn keine Therapie am Wochenende oder an Feiertagen durchgeführt wird, da die vorher erzielten Therapieerfolge zumindest teilweise zunichtegemacht werden können. Wenigstens eine reduzierte Therapie ist zur Zustandserhaltung auch an Wochenenden und Feiertagen erforderlich.

# 12 Stimulierung aller Sinne

Die Stimulierung aller Sinne hat erhebliche Bedeutung für die Aktivierung der Wahrnehmung und für die Förderung des Wachheitsgrades. Zum Einsatz kommt hier unter anderem die sogenannte basale Stimulation.

Unter basaler Stimulation versteht man ein pädagogisches und pflegerisches Konzept zur Förderung der Kommunikations-, Wahrnehmungs- und Bewegungsfähigkeiten von Menschen mit großen Beeinträchtigungen.

Ziel ist es, die Umgebung und den eigenen Körper wahrzunehmen, bei schwer Hirnverletzten zunächst die Anbahnung einer nonverbalen Kommunikationsform. Die Stimulierung kann sowohl von Pflegekräften wie Therapeuten der verschiedensten Fachrichtungen durchgeführt werden, wenn diese entsprechend weitergebildet sind.

Bei allen im Folgenden geschilderten Stimulationen ist der Patient genau zu beobachten und sollte in Sonderfällen monitorüberwacht werden. Dabei können die Vitalreaktionen und Reaktionen auf die Stimulation erkannt und aufgezeichnet werden.

Stimulationsmöglichkeiten sind:

- **auditive Stimulierung** durch Ansprache, Geräusche, Musik, ruhiges und deutliches Ansprechen durch eine vertraute Person (nicht mehrere gleichzeitig), reden über vergangene Episoden. Stimulieren von vertrauten, dem Patienten von früher bekannten Geräuschen, zum Beispiel Sportübertragungen im TV, Musik, Tierstimmen etc.
- **visuelle Stimulierung** durch helles und abwechselnd dunkles Licht oder durch farbige Bilder und Gegenstände sowie Zeigen von Fotos, Fernsehen etc. Es sollte oft Augenkontakt mit dem Patienten gesucht werden, um festzustellen, ob er eventuell zeitweise den Blick fixiert und mit den Augen folgt.
- **orale Stimulierung** der Geschmacksnerven im Mundbereich, indem der Therapeut den Patienten Süßes, Saures, Bitteres, Warmes oder Kaltes schmecken lässt
- **Stimulation durch Bürsten** auch während der Mundhygiene, zum Beispiel durch die Vibrationen einer elektrischen Zahnbürste (siehe Kap. 7 Abschnitt 14)

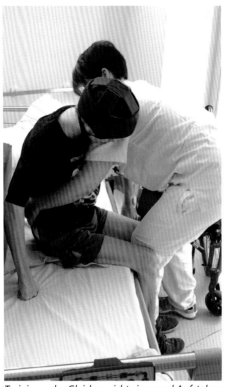
*Trainieren des Gleichgewichtssinns und Aufstehen*

- **olfaktorische Stimulierung** durch stark unterschiedlich riechende Substanzen
- **Taktile Stimulation** und Wahrnehmung ermöglicht Erfahrungen über das größte menschliche Sinnesorgan: die Haut. Die Vermittlung von Spürimpulsen erfolgt durch taktile Stimulation über Körperkontakt, durch Führen bei der Körperhygiene, Nahrungsaufnahme, Transfer, Greifen von rauen oder glatten Stoffbeuteln und verschiedensten Materialien wie zum Beispiel Greifen in ein Gefäß mit festen Gegenständen wie kleinen Steinen, Erbsen, Murmeln, Holz oder Metallkugeln, Watte etc.
- **Stimulation des Gleichgewichtssinns** durch Veränderung der Lage auch beim Aufstehen und durch physiotherapeutische Aktivitäten
- **Stimulierung durch Abreiben** mit Bürsten oder textilen Stoffen, die auch in warmes oder kaltes Wasser getaucht werden können

Bei allen Stimulationen ist der Patient genau zu beobachten, eventuell mithilfe von Monitorüberwachung. Bei negativer Reaktion des Patienten ist die betreffende Stimulation zu beenden.

## 13 Kontakt- und Kommunikationsaufnahme, beginnende Wahrnehmung

Die oft in Medien (manchmal sensationell) geschilderten Fälle, wonach ein Patient nach wochen- oder monatelangem Koma plötzlich erwacht, kommen tatsächlich eher selten vor.

Im Regelfall ist bei Patienten im Koma oder Wachkoma in der Anfangsphase eine Kommunikation nicht möglich, auch kein Fixieren mit den Augen. Trotzdem bin ich davon überzeugt, dass auch Patienten in dieser Phase „empfinden", wenngleich auf einer niedrigeren Ebene.

Ärzte prüften bei meiner Tochter in dieser Phase, ob eine Schmerzreaktion vorhanden ist, indem sie meine Tochter in den Oberarm zwickten, worauf sie zuckte, was meines Erachtens Schmerzempfinden signalisierte. Die Ärzte stuften es lediglich als primitiven Reflex ein.

Zum damaligen Zeitpunkt war es die gängige Meinung, dass Patienten im Wachkoma nichts empfinden und nur sogenannte „primitive Reflexe" zeigen würden.

Trotzdem versuchte ich rein intuitiv, viel Hautkontakt mit Evi zu haben, indem ich sie an Händen, Hals und den Schultern streichelte, sie massierte und mit ihr sprach. Ich wollte ihr meinen Willen aufzwingen, wenn die am Monitor ange-zeigten Vitalwerte lebensbedrohliche Tendenzen aufwiesen. Ich packte dann Evi bei den Schultern, knetete sie und sagte: „Evi bleib da, Evi das schaffen wir, dein Vater ist da."

Ich registrierte, dass ich wegen dieses Verhaltens von Pflegepersonal und Ärzten verspottet wurde. Aber heute weiß ich, dass dies vollkommen richtig war und dies zwischenzeitlich auch von Rehafachleuten bestätigt wird.

Nach etwa sechs Wochen hatte ich das Gefühl, dass Evi manchmal meine Hand drückte, mit den Augen auf Fragen ein „Ja" oder „Nein" andeutete oder mich mit den Augen fixieren wollte, die ansonsten in verschiedene Richtungen starrten. Das teilte ich den Ärzten und Pflegekräften mit, die daraufhin versuchten, mit Evi Kontakt aufzunehmen, was jedoch misslang, woraufhin sie meine Beobach-tungen als „Primitivreflexe" und „Wunschdenken" abtaten.

Viele Angehörige und Pflegekräfte haben mir später von gleichen Erfahrungen berichtet. Heute weiß ich, dass meine Beobachtungen erste Anzeichen von beginnendem Wachwerden waren. Ab diesem Zeitpunkt sollte man versuchen, eine erste rudimentäre Kommunikation mit dem Patienten aufzubauen, die anfänglich meist nur gelegentlich gelingt.

*Antworten auf Fragen könnten von den Patienten sein:*

• Blinzeln oder Zustimmen – schließen eines oder beider Augen
• Händedruck oder bestimmte Handbewegungen
• Zustimmen oder Ablehnen mit Gesten usw.

Auch Folgendes ist möglich: Aufzeichnen eines Gegenstandes auf ein Blatt Papier, der Versuch, Augenkontakt des Patienten zu der Zeichnung herzustellen und dem Patienten Fragen stellen, die er mit Ja oder Nein beantworten soll.

**Beispiel:** Erste Kontaktaufnahme

Ich versuchte immer wieder erfolglos, einen Blickkontakt mit meiner Tochter herzustellen oder eine Kommunikation, wie vorbeschrieben, aufzubauen.

Etwa vier Monate nach dem Unfall zeichnete ich einen Stuhl auf ein Blatt Papier und versuchte, das Blatt vor eines oder beide Augen meiner Tochter, im Abstand von ca. 50 cm, zu halten. Als ich bemerkte, dass meine Tochter das Blatt fixierte, fragte ich immer wieder: „Ist dies ein Baum? Ist dies ein Auto? Ist dies ein Kind?" Und dann fragte ich: „Ist dies ein Stuhl?"

Ich konnte es nicht glauben, dass Evi zum ersten Mal bei den ersten drei Fragen kaum wahrnehmbar mit den Augen ein Nein signalisierte und bei der Frage nach dem Stuhl deutlich, durch angedeutetes minimales Augensenken, mit einem eindeutigen Ja antwortete.

Ein unbeschreibliches Glücksgefühl durchströmte mich. Ich war sicher, dass Evi meine Zeichnung und meine Fragen verstanden hatte, und versuchte es deshalb am gleichen Tag und in den nächsten Tagen immer wieder. Manchmal gelang die Kontaktaufnahme nicht, und zwar meist dann, wenn ein Arzt zugegen war, dem ich die Reaktionen zeigen wollte.

Als die Kontaktaufnahme mit den richtigen Antworten in den folgenden Tagen immer öfter gelang, war auch das Pflegepersonal, das Gleiches wie ich versuchte, überzeugt, dass Evi alles verstand, was man ihr zeigte und auch die Fragen hören konnte.

Evi kam „zurück", obwohl alle behandelnden und von mir konsultierten Ärzte und Professoren dies nach mehrwöchigen Koma für ausgeschlossen hielten.

Nach Evis Verlegung in die qualifizierte Rehaklinik Valens, Schweiz, besserte sich ihr Wachheitsgrad und ihre kognitive Leistung nach Absetzen beziehungsweise Herausschleichen aus den vielen beruhigend wirkenden Medikamenten rasant.

Patienten im Wachkoma reagieren verschieden und haben oft sehr unterschiedliche Defizite. Deshalb ist Kreativität vom Rehabilitationsteam bei der Findung einer sehr vom Zustand des Patienten abhängigen Kommunikationsmöglichkeit gefordert. Dazu sind viele Möglichkeiten denkbar bis hin zum Einsatz von Computern.

Bei wahrnehmungsgestörten Patienten kann die Kommunikation auch nonverbal angebahnt werden über Verbesserung des Inputs ins Gehirn, zum Beispiel durch Spürimpulse aus dem Umfeld, beispielsweise durch therapeutisch richtige Durchführung von Transfers, das von Therapeuten geführte Waschen, Zähneputzen, Körperpflege und die therapeutisch geführte Nahrungsaufnahme, um nur einige zu nennen.

Vielfältig erkennen die Patienten während einer derartigen Interaktion das Ziel und führen die Bewegungen zielgerichtet selbst durch.

## 14 Anbahnen von Schlucken und Sprechen, Mundhygiene

Das Anbahnen von Schlucken und Sprechen erfolgt nach dem F.O.T.T.-Konzept von Kay Coombes, wie im Kapitel 7 Abschnitt 3e geschildert.

Diese facio-orale Therapie wird normalerweise von Logopäden durchgeführt, kann aber auch bei entsprechender Weiterbildung von Pflege und Therapeuten anderer Fachrichtungen übernommen werden. Die Behandlungsmethoden des facio-oralen Trakts sind in dem Buch von Kay Coombes mit dem Titel „Die Therapie des Facio-Oralen Trakts" ausführlich dargestellt (siehe Anhang).

Ziel ist es, den Körpertonus zu normalisieren, die Gesichts- und Mundmuskulatur zu entspannen und dadurch das Sprechen und Schlucken von zunächst flüssiger und später fester Nahrung sowie das Schlucken des eigenen Speichels zu ermöglichen. Ein weiteres Ziel ist die Durchführung der Mundhygiene und das Handling und die Entwöhnung von der Trachealkanüle.

Bei Behandlungen im Mund- oder Lippenbereich kann der Therapeut, wie schon im Kapitel 7 Abschnitt 12 geschildert, seinen Finger in eine süße, saure, bittere, scharfe, warme, kalte etc. Flüssigkeit eintauchen und so den Geruchs- und Geschmackssinn bei komatösen oder bewusstseinsgetrübten Patienten stimulieren. Um die Finger des Therapeuten, der die Mundtherapie ausübt, gegen Zubeißen zu schützen, können Kunststoff- oder Harzstäbe, eventuell auch eine weiche Kunststoffzahnbürste quer in den Mund gelegt werden.

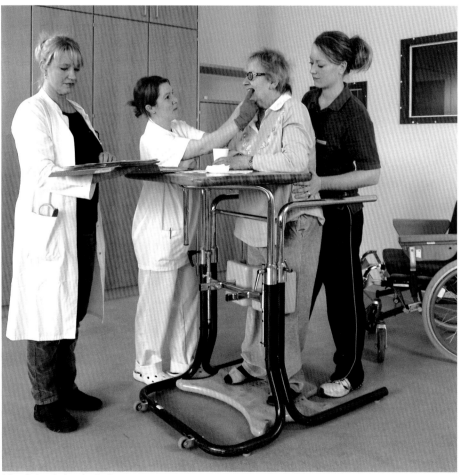

*Mundstimulation im Stehen*

Therapieinhalt ist auch das Lösen der verkrampften Kopf-, Nacken-, Gesichts- und Mundmuskulatur, die Verbesserung der Zungen- und Kaubewegung des Unterkiefers und die Atemtherapie.

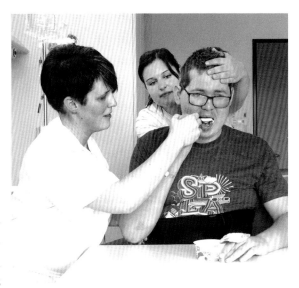

*Esstraining*

Therapieziel ist, das Schlucken, Kauen und Sprechen in einem möglichst frühen Stadium anzubahnen, die oft maskenartige Gesichtsphysionomie (Mimik und Gestik), den Speichelfluss zu vermeiden, den Beißreflex zu hemmen, den erhöhten Tonus zu normalisieren und die Mundhygiene zu ermöglichen. Weitere Aufgaben sind, die Teilnahme von Aphasiepatienten an Gruppenaktivitäten zu ermöglichen und, sofern erforderlich, die computergestützte Sprachkommunikation und die Hilfsmittelerprobung zu trainieren.

Ziel ist auch, die Ursache des gefährlichen „Aspirierens" zu behandeln. Bei Patienten, die aspirieren, gelangen Nahrungsbestandteile oder Flüssigkeiten in die Luftröhre, was für den Patienten nicht nur unangenehm ist und Würgereflexe auslöst, sondern auch sehr gefährlich sein kann, denn es besteht die Gefahr des Erstickens, insbesondere, wenn der Patient keine Würge- und Abhustreflexe zeigt. Auch Wahrnehmungsstörungen können Ursache für das Aspirieren sein.

Die Atemtherapie besteht aus der Normalisierung der Atmung (Rhythmus, Volumen, Koordination, Anpassung an Ess- und Stimmfunktion), Sekretlösung, Kanülenentwöhnung. Wichtig dabei ist eine gute Mundhygiene, mit der unmittelbar nach dem Schädigungsereignis begonnen werden soll, also bevor eine orale Ernährung erfolgt.

Mit der Zahnbürste soll nicht nur die Reinigung der Zähne und des Mundbereichs erfolgen, sondern auch eine Stimulation des gesamten inneren Mundbereiches erreicht werden. Günstig ist die Behandlung mit einer elektrischen Zahnbürste, da die Vibrationen stimulierend wirken. Mit der Rückseite der elektrischen Zahnbürste können Vibrationen im inneren Wangen-, Zahnfleisch- und Lippenbereich wichtige Stimulationseffekte auslösen.

Durch die Mundtherapie werden die Zungenmobilität, das Aufspüren von Nahrungsresten im Mund und die Kaufunktion trainiert.

Durch krankengymnastische Maßnahmen muss der Tonus (Muskelanspannung des Patienten) insgesamt reduziert und normalisiert werden. Ähnliches erreicht man, wenn man dem Patienten möglichst viele Informationen über sein Umfeld vermittelt. Dies erleichtert die Behandlung der Verspannungen im Gesicht-, Mund- und Rachenbereich und die Normalisierung der Mimik.

Das F.O.T.T.-Konzept ist eine multidisziplinäre Methode zur Behandlung von Sprach-, Sprech-, Schluck-, und Atemstörungen, gestörter Mimik, Beeinträchtigung der Gesichts-, Zungen- oder Kaumuskulatur und des Empfindens im Gesicht und in der Mundhöhle.

Behandelt wird auch die wichtige Koordination von Atmen und Schlucken. Bei vielen hirnverletzten Patienten fehlt die normale Hustenreaktion, durch die bei Gefahr Speisereste etc. aus dem unteren Rachenbereich abgehustet werden können. Fehlt diese Schutzfunktion, kann es zu Problemen mit den Bronchien und der Lunge bis hin zum Ersticken kommen.

Die Schutzreaktionen, wie das Abhusten oder Ausspucken von Nahrungsresten, sollen normalisiert werden. Die Wiederherstellung der gestörten Zungenfunktion und damit auch das Aufspüren von Nahrungsresten im Mund ist Therapieziel.

Der Patient soll wieder lernen, Getränke und normale Nahrung aufzunehmen. Weitere Einzelheiten sind im Kapitel 6 Abschnitt 6 „Logopädie" geschildert.

Ich weise in diesem Zusammenhang nochmals auf die Bedeutung der Weiterbildung und insbesondere auf die Selbsterfahrung der Mitglieder des Rehabilitationsteams hin. Dazu folgendes Beispiel.

**Beispiel:** Selbsterfahrung

Mir wurden auf einem Stuhl sitzend die Augen verbunden, sodass ich nichts (vergleichbar mit einem wahrnehmungsgestörten Patienten) sehen und nichts, was im Umfeld vorging, erkennen konnte. Plötzlich hielt jemand ein Glas an meine Lippen und gab mir Wasser zum Trinken. Ich erschrak und verschluckte mich.

Jemand tauchte plötzlich meine Hand in eine Flüssigkeit, und ich erschrak erneut. Dann legte ein Therapeut, ohne zu sprechen, seine Hand auf meine, sodass er sie führen konnte, und ließ mich den Tisch mehrfach spüren. Er führte meine Hand zu einem Glas, das ich intensiv spürte, dann dirigierte er meine Hand mit dem Glas zur Brust, dann zum Kinn, dann zu den Lippen und ließ mich alles mehrfach intensiv spüren. Im Anschluss kippte er das Glas, um mich trinken zu lassen, und ich trank einen Schluck, ohne mich zu verschlucken. Später erfuhr ich, dass ich während dieser Sequenz gefilmt worden war.

Hinterher betrachtete ich mit dem Lehrtherapeuten diesen Film und verglich meine Reaktionen mit Filmaufnahmen eines wahrnehmungsgestörten Patienten und stellte zu meiner Überraschung fest, dass ich ähnliche Symptome zeigte wie der Patient.

Wie der Patient erschrak auch ich, meine Gesichts- und Oberkörpermuskulatur verkrampfte sich, und ich „verschluckte" mich, weil ich wegen der verbundenen Augen mein Umfeld nicht wahrnehmen konnte, ähnlich wie der Patient, der in gleicher Situation aspirierte.

In der Sequenz, in der der Therapeut mich alle Gegenstände intensiv spüren ließ, erschrak und verkrampfte ich nicht und konnte problemlos schlucken, ähnlich wie der wahrnehmungsgestörte Patient, der in einer anderen Sequenz genauso wie ich „geführt" wurde und deshalb ausreichende Informationen über sein Umfeld bekommen hatte.

Ein sehr eindrückliches Erlebnis und in diesem Fall der unzweifelhafte Beweis, dass das Verschlucken bei mir, ähnlich wie das Aspirieren beim Patienten, auf fehlenden Informationen, also auf einer Wahrnehmungsstörung, beruhte.

# 15 Trachealkanülen – Versorgung und Entfernung

Das Einsetzen von Trachealkanülen erfolgt in der Regel in der erstversorgenden Akutklinik, und zwar zur Verbesserung der Bronchialtoilette und Atmung, zur besseren Entwöhnung von der Beatmungsmaschine bei Patienten mit schweren Schädigungsursachen und bei langer erforderlicher Intensivbehandlung.

Eine Methode besteht darin, die Trachealkanüle durch ein Punktionstracheostoma einzusetzen, das heißt durch einen Schnitt, ohne die beidseitigen Hautlappen umzunähen. In diesem Fall sollte die Kanüle nach dem Herausnehmen so schnell wie möglich, das heißt nach maximal einer Minute, wieder eingesetzt werden, da die beiden Hautlappen relativ schnell zusammenwachsen. Diese Methode verursacht bei endgültiger Entfernung der Trachealkanüle eine geringere Narbenbildung.

Bei der anderen Methode wird ein plastisch-operatives stabiles Tracheostoma angelegt, das heißt, die beiden Hautlappen werden umgeklappt und angenäht, was das Herausnehmen und Einsetzen der Trachealkanüle einfacher macht. Bei endgültiger Entfernung der Trachealkanüle muss die Öffnung beim stabilen

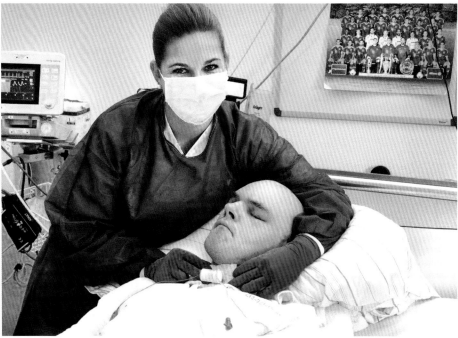

*Trachealkanülenversorgung*

Tracheostoma operativ zugenäht werden, wobei eine relativ große, oft unschöne Narbe zurückbleiben kann.

Alle Mitglieder des therapeutischen Teams (Ärzte, Pfleger, Therapeuten) sind, soweit sie nicht über ausreichende Kenntnisse über den Umgang mit Trachealkanülen verfügen, zu schulen und haben in der Praxis vorher unter fachkundiger Aufsicht zu üben.

Ich habe bei Aufenthalten mit meiner Tochter in Kliniken teilweise große Unkenntnis beim Fachpersonal erlebt, mit schlimmen Folgen für meine Tochter.

**Beispiel:** Trachealkanülenversorgung

In einer solchen Notsituation in einer Rehaklinik fand ich im Akutbereich eine Intensivärztin, die über die unglaublichen Fehler des Fachpersonals im Rehabereich bei der Versorgung mit einer Trachealkanüle entsetzt war, die Kanüle herausnahm, reinigte und fachgerecht einsetzte. Sie erklärte mir den Umgang mit der Trachealkanüle, das Herausnehmen, das Blocken und das Einsetzen und übte mit mir, sodass ich diese Versorgung später selbst durchführen konnte. Ich habe ebenfalls gelernt, dass die Entfernung von bakterienbesiedelten Sekreten aus der Lunge und den Bronchien meist in der Seitenlage besser möglich ist.

Eine vital sehr gefährliche Phase für die Patienten stellt der Zeitraum nach der endgültigen Entnahme der Trachealkanüle dar, weil der Patient ersticken kann, wenn er aspiriert, also wenn Nahrung nicht in die Speiseröhre, sondern in die Luftröhre, die Bronchien oder in die Lunge gelangt.

Die Trachealkanüle sollte somit erst entfernt werden, wenn erfahrene Schlucktherapeuten festgestellt haben, dass der Patient flüssige, breiartige und/oder feste Nahrung und seinen eigenen Speichel ohne zu aspirieren schlucken kann. Dies sollte ein versierter Arzt überprüfen.

Das Prüfen des richtigen Schluckens erfolgt mit einem Endoskop, das über die Nase in die Luftröhre bis zum Eingang des Kehlkopfes eingebracht wird. Der Patient erhält flüssige und feste, mit Lebensmittelfarbe eingefärbte Nahrung.

Wenn auch nur der kleinste Zweifel am einwandfreien Schlucken besteht, sollte ein erfahrener HNO-Konsiliararzt zugezogen werden. Wenn der Patient komplikationslos schluckt, sollte eine zeitweise Entnahme der Trachealkanüle unter ununterbrochener Aufsicht (Sitzwache) erfolgen. Erst dann kann die Trachealkanüle endgültig entfernt und – soweit erforderlich – später der operativ erforderliche Verschluss durchgeführt werden.

Nach Entnahme der Kanüle sind eine Überwachung des Patienten durch Monitoring und die Kontrolle des Blut-Sauerstoff-Gehalts, sofern Zweifel am richtigen Schlucken bestehen, durch eine Sitzwache für den Gefährdungszeitraum erforderlich.

Die Versorgung der Trachealkanüle ist im Buch von Kay Coombes *Die Therapie des facio-oralen Trakts geschildert.* (siehe Anhang)

## 16  Die große Bedeutung von Wahrnehmung durch Spürimpulse

Mensch sein heißt in großem Maße, Wahrnehmung und Interaktion mit der Umwelt. Gestörte Informationswege werden durch gezieltes Unterstützen und Führen durch geschulte Therapeuten beeinflusst mit dem Ziel, die zentrale Wahrnehmungsfähigkeit und damit die gestörte Funktion zu verbessern.

Wie die langjährige Erfahrung mit hirnverletzten Patienten zeigt, ist das Vermitteln von Spürimpulsen von größter Bedeutung.

Führend auf diesem Gebiet sind Dr. Félicie Affolter mit ihren Mitarbeitern, Dr. Walter Bischofberger und der verstorbene Hans Sonderegger, die seit 1989 Ärzte, Pflegekräfte und Therapeuten des TZB und auch externe Therapeuten im Schulungszentrum des TZB auf diesem Gebiet weitergebildet und in der praktischen Arbeit supervisiert haben. Zwischenzeitlich sind im TZB eigene, erfahrene und bestens ausgebildete Affolter-Therapeuten und Therapeuten verschiedener anderer Fachrichtungen tätig.

Ziel ist es, die Wahrnehmung, die Problemlösung im Alltag, das Gedächtnis und die soziale Integration des Patienten zu verbessern. Als Folgeerscheinung verbessern sich Sprache, Schlucken, Beweglichkeit, geistige Leistungen, Zurechtfinden im Alltag und die Bewältigung der vielfältigen Alltagsprobleme etc.

Der Patient realisiert sein Umfeld, weil er es erspürt. Seine Information ist anders geartet, wenn er die Informationen nur durch Sehen oder Hören bekommt. Dann werden die Probleme zwar erkannt, aber nicht gelöst, und die Umgebung bleibt unvertraut, sie bleibt nicht im Gedächtnis haften. Problemlösende Alltagsgeschehnisse werden besser regelrecht erspürt. Der Patient lernt über das „Spüren", wird mit dem erspürten Gegenstand vertraut, er beginnt zu schauen und realisiert, was er bewegen, was er mit den Gegenständen tun soll, ohne dass der Therapeut dabei spricht.

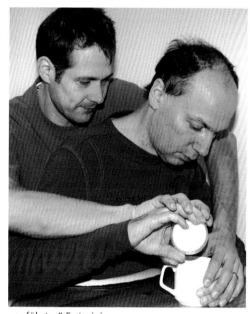

*„geführtes" Esstraining*

Durch die Spürimpulse bleibt das „Erspürte" viel intensiver im Gedächtnis, als wenn er das Gleiche nur gesehen oder gehört hätte, und kann das im Gedächtnis Abgespeicherte im Bedarfsfall besser hervorholen.

Der Patient wird bei den Therapiesequenzen von geschulten Therapeuten intensiv „geführt ", das heißt, der Therapeut steht hinter dem Patienten, legt seine beiden Hände auf die Handrücken und Finger des Patienten und lässt den Patienten das Umfeld, zum Beispiel die Tischoberfläche, das Treppengeländer, das Trinkglas etc., spüren, verändert dabei immer wieder die Stellung der Hände auf dem jeweiligen Untergrund.

Es ist günstig, wenn der Patient gleichzeitig weitere gespürte Informationen durch Gestaltung eines stabilen Umfelds erhält, zum Beispiel, wenn ein Bein des Patienten an einem Tischfuß (aus Holz) anliegt, er auf einem Holzstuhl mit wenig Polsterung sitzt, ein Unterarm auf der Unterlage aufliegt, wenn er mit der anderen Hand etwas festhält etc. Der Brustkorb des Patienten sollte dabei den Tisch berühren.

Erfahrene Therapeuten spüren den Tonus (Muskelanspannung) des Patienten, da

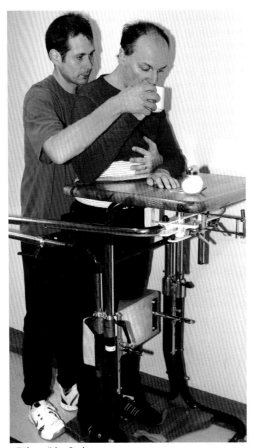

„Führen" im Stehen

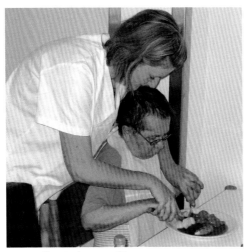

Patient ißt mit therap. Hilfe

sie quasi auf Tuchfühlung hinter ihm stehen. Sie spüren auch, wie der Patient auf die jeweilige Therapiesequenz reagiert. Im Regelfall reduziert sich der Tonus des Patienten während der Therapiesequenz, er realisiert durch die Spürimpulse sein Umfeld, fühlt sich sicher, und er versteht während der geführten Sequenz, was der Therapeut beabsichtigt. Er bewegt sich, seine Füße oder seine Hände selbst in die richtige Richtung, ohne dass der Therapeut spricht.

Hirnverletzte Patienten haben meist völlig unterschiedliche Defizite und Ausfallerscheinungen, und die wenigsten Fälle kann man miteinander vergleichen.

Es gibt jedoch bei den meisten hirnverletzten Patienten einige gemeinsame, zum Teil erhebliche Probleme wie zum Beispiel im Kurzzeitgedächtnis, während das Langzeitgedächtnis (alles, was vor dem Schädigungsereignis war) meist funktioniert. Die Patienten wissen oft nicht, was vor Minuten, Stunden oder Tagen besprochen wurde oder was sie erlebt haben, vergessen demzufolge, was sie künftig tun sollen, und sind dadurch in der Alltagsbewältigung erheblich beeinträchtigt.

Antriebsschwäche, etwas zu tun oder etwas anzupacken oder selbst Alltagsaktivitäten auszuführen, kommt bei Hirnverletzen relativ häufig vor, eventuell, weil sie diese Aktivitäten nur mühsam bewältigen können, sich vieles nicht zutrauen oder weil ihnen schlicht die Motivation fehlt.

Unsicheres, manchmal depressives oder verzweifeltes, oft auch mehr oder weniger ausgeprägtes aggressives Verhalten tritt in der wochen- oder monatelangen Erwachensphase aus dem Koma- oder Wachkoma bei vielen Patienten auf.

Ursache für diese Ausfallerscheinungen ist meist, dass der Patient bei zunehmendem Wachheitsgrad sein Umfeld nur ungenügend wahrnimmt. Er fühlt sich deshalb unsicher, oft bedroht oder hat Angst, und er reagiert deshalb wie beschrieben.

Obwohl diese Phase an das therapeutische Team große Anforderungen stellt, ist das Erreichen dieser Phase eindeutig als Fortschritt zu betrachten. Der Patient muss durch diese schwierige Phase regelrecht hindurch „geführt" werden, indem man ihm möglichst viele Informationen über sein Umfeld vermittelt. Im Sinne einer Kausalbehandlung können diese Informationen am besten durch „Erspüren" vermittelt und kann so auch den vorgenannten Ausfallerscheinungen entgegengewirkt werden.

Bei schreienden oder aggressiven Patienten kann auch die Gestaltung eines Nischenbetts oder einer Nischenecke erfolgreich angewandt werden. Das Berühren einer stabilen Unterlage oder Umgebung schafft Sicherheit für den Patienten. Sobald die Unterlage unsicher wird, sucht der Patient, ebenso wie wir alle, nach einer stabilen Seite.

Geht man über eine schmale Brücke, dann ist man für ein stabiles Seitengeländer dankbar. Geht man eine steile Treppe hinab, dann hält man sich an der Seite fest. Wenn die Umgebung des Patienten instabil ist, kann dies Angst verursachen.

In einer großen Badewanne spürt auch der Gesunde die Instabilität des Wassers, er spürt keine Begrenzung. In einer kleinen Badewanne dagegen ist die Situation völlig anders, der Körper und die Arme finden Widerstand, und man ist beruhigt. Eine feste Umgebung gibt Geborgenheit und Halt.

Es ist deshalb für schwerstwahrnehmungsgestörte Patienten unerlässlich, Information in Form von maximalen Widerstandsveränderungen zu bekommen. Den Tisch rückt man so nahe zum Patienten, dass er ihn mit Beinen und Armen berühren kann. So fühlt er sich geborgen, und die Umgebung gibt ihm Halt.

Auf keinen Fall sollten die auf fehlende Wahrnehmung beruhenden Ausfallerscheinungen – wie leider früher und auch manchmal heute noch üblich – mit meist sedierend wirkenden Medikamenten, Psychopharmaka etc. behandelt werden.

Genauso wenig sollte man zum Beispiel aggressive oder psychiatrisch auffällige Patienten in dieser Phase als nicht rehabilitierbare Fälle in die Psychiatrie oder ein Pflegeheim verlegen, wo sie häufig bis zu ihrem Lebensende dahinsiechen.

Psychopharmaka stellen oft nur eine Symptombehandlung mit erheblichen Nebenwirkungen dar und sollten lediglich in begründeten Fällen, in möglichst geringen Dosen, begleitend zu den therapeutischen Aktivitäten und nach Absprache mit den Therapeuten verabreicht und ehestmöglich wieder ausschleichend abgesetzt werden.

Wenn man im TZB Videoaufzeichnungen von vielen Patienten im Zeitraum des zunehmenden Erwachens betrachtet, kann man in den meisten Gesichtern Unsicherheit, Angst, Verzweiflung bis hin zu Aggressivität erkennen. Im späteren Verlauf normalisieren sich die Gesichtszüge, wenn die Patienten ihre Umgebung ausreichend realisieren.

Doch nur wer die Erfolge der vorgeschilderten Therapie selbst am Patienten erlebt hat, ist davon überzeugt. Ich habe von mir vorher nicht für möglich gehaltene Erfolge an der eigenen Tochter (sechs Monate im Koma und Wachkoma) und an anderen Patienten erlebt.

Um die meist abstrakt geschilderte Therapie zur Verbesserung der Wahrnehmung verständlicher zu machen, schildere ich nachstehende authentische Erlebnisse, auch deshalb, weil das Verständnis dieser therapeutischen Hintergründe von größter Bedeutung ist, nicht nur für Therapeuten und Pfleger, sondern insbesondere für Ärzte, da ansonsten Konflikte im ärztlichen, pflegerischen und therapeutischem Team vorprogrammiert sind.

**Beispiel:** Spürkontakt

Im Gang einer Bettenstation des TZB beobachtete ich aus einer Entfernung von ca. 10 m, wie ein Krankenpfleger und eine Pflegehelferin eine lautstarke Auseinandersetzung mit einer etwa 20-jähigen Patientin hatten.

Die Patientin war in einer Phase, wo sie nach mehrwöchigem Wachkoma erhebliche Fortschritte gemacht hatte, mit Hilfestellung gehen und mit Einschränkungen sprechen und hören konnte. Offenbar wollten die Krankenpflegerin und ein Krankenpfleger mit der Patientin im Gang das Gehen üben. Die Patientin schrie aufgeregt, wehrte sich, schlug nach den Pflegekräften, lag schließlich am Boden und trat mit ihren Beinen nach den Mitarbeitern. Es hatte außerdem den Anschein, dass der Pfleger kurz davorstand, die Patientin zu schlagen.

Ich beobachtete diese Szene einige Minuten und merkte dann, dass die beiden Pflegekräfte mit der Situation völlig überfordert und wohl auch noch nicht ausreichend geschult waren. Ich ging hinüber, bat die Pflegekräfte, einige Meter zurückzutreten, setzte mich ruhig neben die am Boden liegende Patientin, ohne zu sprechen oder sie zu berühren.

Langsam hörte die Patientin auf zu schreien. Ich legte meine Hand auf einen ihrer Füße und ließ sie den Fußboden spüren. Die Patientin wurde ruhiger und sah mich erstaunt, aber nicht abweisend an. Sie tolerierte dann, dass ich meine Hand auf ihren Handrücken und ihre Finger legte, drückte ihre Hand leicht auf den Fußboden und veränderte mehrfach die Position des Fußes und der Hand, wobei ich sie immer den Fußboden spüren ließ.

Dann gelang es mir, ihre andere Hand in gleicher Weise gegen das Türfutter zu drücken. Ich merkte, dass die Patientin offenbar aufstehen wollte, als ich ihre Hand am Türfutter hochführte, so weit es möglich war. Anschließend half ich ihr aufzustehen, ließ sie mit beiden Händen den im Gang angebrachten Holzhandlauf spüren und bewegte immer eine Hand in Richtung ihres Zimmers. Da ich sehr dicht hinter ihr stand, spürte ich, dass ihre Verkrampfung (Tonus) nachließ, und ich brachte sie auf ihr Zimmer, ohne dass ein Wort gesprochen wurde.

Ganz offenbar hatte die Patientin erhebliche Wahrnehmungsstörungen. Obwohl sie sprechen und hören konnte, realisierte sie ihr Umfeld nur ungenügend und hatte Angst vor dem, was die Pflegekräfte mir ihr anstellen wollten, und sie wehrte sich. Deshalb ging ihr Tonus hoch, sie verkrampfte, tobte, schrie und schlug nach den Mitarbeitern, weil sie sich unsicher, verloren und bedroht fühlte.

Bei mir wurde sie ruhiger, und ich konnte sie in ihr Zimmer führen, weil ich ihr durch die Spürkontakte ausreichende Informationen (Input ins Gehirn) über ihr Umfeld gab, worauf sie sich nicht nur beruhigte, sondern auch das Ziel erkannte (aufstehen und ins Zimmer gehen).

Leider wurde – wie vorher bereits erwähnt – früher und oft auch heute noch das vorgeschilderte aggressive Verhalten von Patienten in der Aufwachphase falsch behandelt, größtenteils mit Medikamenten. Dabei beruht dieses Verhalten zumeist auf fehlender Realisierung des Umfeldes, was den Patienten Angst macht und sie sich deshalb bedroht oder unsicher fühlen.

Pflegekräfte und Therapeuten ohne entsprechende Weiterbildung sind wegen fehlender Kenntnis dieser Problematik überfordert und wenden sich hilfesuchend an den Arzt. Wenn der dann das Symptom mit sedierend wirkenden Medikamenten und/oder Psychopharmaka behandelt, weil auch er keine oder nur unzureichenden Kenntnisse über andere Kausalbehandlungen hat, oder den Patienten gar in die Psychiatrie verlegt, wäre dies fatal. Er würde dann lediglich das Symptom behandeln, allerdings meist mit verheerenden Folgen für den Patienten.

Durch diese falsche Behandlung mit Medikamenten werden oft:

- die bisher erzielten Erfolge der Rehabilitation zunichtegemacht, zum Beispiel können Wachheitsgrad, Beweglichkeit, Schlucken, Sprechen, Antrieb etc. stark negativ beeinträchtigt werden.
- Patienten bei längerer entsprechender Medikation in der Tiefe ihrer Psyche negativ verändert. Das geht in Einzelfällen bis hin zu Suizidversuchen.
- die Chancen des Patienten auf Rehabilitation zerstört, und häufig siechen dann solche Patienten bis zu ihrem Lebensende in Pflegeeinrichtungen, Psychiatrien dahin.

**Beispiel:** Ursachen für aggressives Verhalten von Patienten

Ende 1988 rief mich eine mir völlig unbekannte Therapeutin einer Münchner neurologischen Rehaklinik an und sagte mir, dass der dortige Chefarzt die Verlegung eines Augsburger Patienten in die Psychiatrie veranlasst habe, weil der Patient (schweres Schädelhirntrauma) zwar deutlich wacher geworden sei, aber aggressiv werde und nach Pflegekräfte und Therapeuten schlage. Sie habe von der in solchen Fällen zur Anwendung kommenden Therapie in der neuen Rehaklinik Burgau erfahren, und sie bat mich inständig, den Patienten dort aufzunehmen, auch weil sie das deutliche Gefühl habe, dass für den Patienten noch Rehabilitationschancen bestünden und er deshalb keineswegs in die Psychiatrie gehöre.

Als ich ihr sagte, dass das TZB erst in einigen Monaten eröffnet werde, bat sie mich nachdrücklich, mit ihrem Chefarzt zu reden, um die Verlegung des besagten Patienten in die Psychiatrie zu verhindern.

Obwohl damals ein Großteil der Professoren und neurologischen Chefärzte die Gründung des Therapiezentrums Burgau für das Hirngespinst eines Laien hielten und dessen Realisierung mit allen Mitteln verhindern wollten, rief ich den betreffenden Chefarzt an und bat um ein Gespräch wegen dieses Patienten. Obwohl ich eine Abfuhr erwartet hatte, kam das Gespräch tatsächlich zustande. Ich berichtete ihm von einem Erlebnis, das ich in einer auf schwer Hirnverletzte spezialisierten kleinen Rehaklinik in den USA mit einem Wachkomapatienten hatte.

Man hatte mich als Laien in therapeutische Aktivitäten eingebunden und erklärte mir gerade die jeweiligen Hintergründe, als plötzlich im Gang ein Spektakel losging und ich sah, dass sich einige Pflegekräfte und Therapeuten umarmten und anscheinend eine Party feierten, Fähnchen schwenkten und mit kleinen Coca-Cola-Gläsern anstießen.

Der Grund für diese Spontanparty war, dass ein bisher wochenlang im Wachkoma befindlicher Patient zum ersten Mal nach einem Therapeuten geschlagen hatte. Dies sah man dort als großen Erfolg und Fortschritt an, weil der Patient begann, sein Umfeld zu realisieren, aber bei Weitem noch zu wenig Informationen über seine Umgebung hatte, sich deshalb unsicher fühlte, Angst hatte und nicht wusste, was mit ihm passierte.

Ich sagte dem Münchener Chefarzt: „Dort wird in einer solchen Situation eine Party gefeiert, und Sie wollen Ihren Patienten aus gleichem Anlass in die Psychiatrie verlegen."

Der Chefarzt war aufgeschlossen und erkundigte sich im folgenden dreistündigen Gespräch eingehend nach den therapeutischen Möglichkeiten und den Ursachen für das aggressive Verhalten von Patienten in solchen Situationen. Das Gespräch beeindruckte ihn sichtlich, und es endete damit, dass er mir zusagte, den Patienten in seiner Klinik zu behalten, wenn ich ihm im Gegenzug versichern würde, den Patienten im TZB, nach dessen Eröffnung, aufzunehmen.

Im TZB konnte dieser Patient später durch seine akute Aggressivphase „hindurchgeführt" werden. Er machte weitere Fortschritte und wurde später – wenn auch mit Behinderungen – entlassen, konnte so aber mit starker Unterstützung der Eltern zu Hause leben.

Während seines Aufenthaltes im TZB gewann der Patient in der späteren Rehaphase ein Mühlespiel gegen jenen damaligen neurochirurgischen Chefarzt des Augsburger Klinikums, der ihn nach seinem Unfall zwar behandelt, ihm aber nach mehrwöchigem Koma keine Chance mehr eingeräumt hatte.

**Beispiel:** Treppe steigen durch intensives Erspüren des hochführenden Geländers

Nach etwa 14-monatiger, qualifizierter Rehabehandlung meiner Tochter Evi in der Rehaklinik Valens, Schweiz, bemühten sich die dortigen Therapeuten wochenlang und mit großem Einsatz, Evi das Treppensteigen beizubringen, jedoch ohne jeglichen Erfolg.

Mit Hilfestellung konnte Evi im ebenerdigen Gang gehen, das heißt, dass sie jeweils ein Bein selbstständig nach vorne bewegte. Beim Treppensteigen hob sie das Bein aber nicht auf die nächste Treppenstufe, obwohl die Therapeuten das betreffende Bein, oft gegen ihren starken Widerstand, wochenlang immer wieder auf die nächste Stufe anhoben. Eine für die Therapeuten kräftezehrende Übung, wofür meist zwei Therapeuten erforderlich waren.

Als ich Evi zum ersten Mal für zwei Wochen nach Hause holen durfte, fuhr ich mir ihr in unser Ferienhaus, wo wir im Garten eine Treppe mit 65 Stufen haben. Eine Woche lang versuchte ich jeden Tag mit Evi mehrmals, die Treppe zu „gehen". In gleicher Weise hob ich das betreffende Bein mit großem Kraftaufwand auf die nächste Stufe, ohne den geringsten Erfolg. Sowohl meine Tochter und noch mehr ich waren abends fix und fertig.

Vor der Rückfahrt nach Hause rief ich im Affolter Wahrnehmungszentrum in St. Gallen an und berichtete dem Wahrnehmungsspezialisten, Hans Sonderegger, von den erfolglosen Bemühungen, Evi das Treppensteigen beizubringen. Er bat mich, auf der Heimfahrt bei ihm vorbeizukommen, am Telefon könne er dazu nichts sagen.

Nach einer zweieinhalb-stündigen Autofahrt, bei der Evi im Auto schlief, kamen wir in St. Gallen an. Hans Sonderegger sprach außer „Grüß Gott" sehr wenig, half Evi aus dem Auto und führte sie ins Treppenhaus, wo er Evi mit dem Gesicht gegen die Treppenhauswand stellte, an der sich ein Handlauf befand. Ohne ein Wort zu sprechen, legte er Evis Hände auf den schräg nach oben führenden Handlauf, legte seine Hände auf ihre Hände und Finger, ließ Evi den Handlauf intensiv spüren.

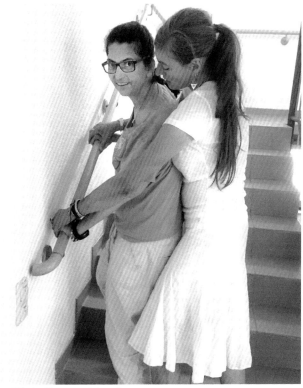

*„geführtes Treppensteigen"*

Dann bewegte er eine von Evis Händen und etwas später Evis zweite Hand ca. 30 cm nach oben auf dem Handlauf.

Ich konnte es nicht glauben. Ohne ein Wort zu sprechen, hob Evi eigenständig ein Bein auf die höhere Stufe und dann auch das zweite Bein in gleicher Weise. So stieg Evi selbst die Treppe hinauf. Der Therapeut verlagerte nur ihre Hände immer wieder auf dem Handlauf nach oben und ließ sie das Geländer spüren. Er stand ganz dicht hinter ihr, konnte so auch Evis Tonus spüren, hätte sie aber auch auffangen können, falls sie gestürzt wäre.

Ich fragte den Therapeuten, ob er über magische Kräfte verfüge. Er lachte und sagte: „Das können Sie auch. Das ganze Geheimnis besteht darin, dass Evi jetzt genügend Informationen durch das intensive Erspüren des hochführenden Geländers erhält, worauf das Gehirn diese Information verarbeiten kann und automatisch den Impuls auch an die Beinmuskeln gibt, hochzusteigen."

Bei den früheren wochenlangen Bemühungen hatte Evis Gehirn einfach zu wenig Informationen bekommen, um die richtigen Impulse auszusenden.

Als wir nachts gegen 23:00 Uhr wieder zu Hause ankamen, musste ich Evi zuerst wachrütteln, ging dann aber mit ihr auf die beschriebene Weise, zwar langsam, aber problemlos, die Treppe hoch, und das, obwohl sie todmüde war. Ich konnte es kaum glauben.

## 17 Gestörtes Kurzzeitgedächtnis

Hirnverletzte Patienten haben, ebenso wie meine Tochter, oft erhebliche Probleme mit dem Kurzzeitgedächtnis, während ihr Langzeitgedächtnis meist weitgehend in Ordnung ist. Die Patienten erinnern sich häufig an alles oder vieles, was vor dem Schädigungsereignis passierte, nicht aber – als Folge der Hirnschädigung – an das, was vor Minuten, Stunden oder Tagen gesprochen wurde oder sich ereignet hat.

Offenbar kann das Gehirn, mangels gestörten oder zu geringen Inputs dies sehr oft nicht abspeichern und/oder nicht hervorholen. Der Input ins Gehirn der Patienten erfolgt meist nur visuell oder auditiv, selten jedoch durch Spürinformationen.

**Beispiel:** Kurzzeitgedächtnistraining

Zusammen mit einer anderen Angehörigen berichtete ich dem Affolter Lehrtherapeuten, Hans Sonderegger, von den erheblichen Problemen unserer hirnverletzten Kinder mit dem Kurzzeitgedächtnis. Daraufhin trafen wir uns zu einem zweitägigen Therapieaufenthalt in St. Gallen.

Der jeweilige Patient saß auf einem Holzhocker, auf dem Tisch standen eine Tüte und ein Teller, auf dem ein Messer lag. Ohne zu sprechen, legte Herr Sonderegger seine Hände auf die Hände und Finger des Patienten, ließ ihn die Tischplatte spüren und bewegte die Hände langsam und in kleinen Etappen in Richtung Tüte. Der Patient begriff das Ziel und bewegte seine Hände daraufhin selbst in diese Richtung. Auch die Tüte ließ Herr Sonderegger den Patienten auf diese Weise spüren.

Automatisch griff der Patient in die Tüte und holte den darin befindlichen Apfel heraus, den Herr Sonderegger ihm wiederum mit seinen Händen „spüren" ließ. Dann griff der Patient, unter Führung der Hand durch den Therapeuten, nach dem Messer, schnitt eine Scheibe vom Apfel ab, die mit der Hand „erspürt" und zum Mund geführt wurde, wo wiederum die Apfelscheibe an die Lippen gedrückt, so also von den Lippen erspürt wurde, bevor der Patient ein Stück abbiss und verspeiste.

Am gleichen Vormittag wurde eine zweite sogenannte „Führsequenz" durchgeführt. Diesmal stand eine Apfelsaftflasche auf dem Tisch, und der Patient wurde, wie vorbeschrieben, in gleicher Weise unter Vermittlung intensiver Spürimpulse zur Saftflasche geführt, und er trank daraus.

Beide Sequenzen dauerten jeweils etwa 20 Minuten, in der der Patient zwar visuelle und intensive Spürimpulse, jedoch keine auditiven Informationen über sein Umfeld erhielt. Ein Bein des Patienten berührte den Holztischfuß, die Unterarme lagen meist auf dem Tisch, wobei die Position mehrfach verändert wurde.

Die gleichen Sequenzen führte er auch mit Evi durch. Danach unterhielten wir uns mit den Patienten über ganz andere Themen und fuhren anschließend gemeinsam zum Essen in ein Restaurant.

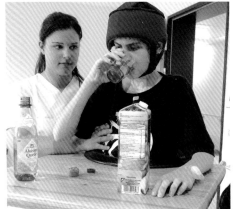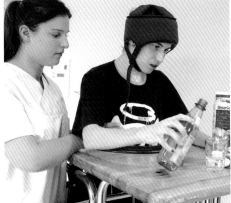

*Kurzzeitgedächtnistraining*

Etwa drei Stunden nach den Führsequenzen fragte Herr Sonderegger meine Tochter plötzlich, was sie am Vormittag gemacht habe. Sie schaute ihn zunächst unverständig an, blinzelte und versuchte offenbar, sich zu erinnern. Dann erzählte sie ihm, dass sie einen Apfel gegessen habe. Auf Nachfrage konnte sie sich erinnern, dass dieser in einer Tüte gewesen war, und auf die Frage, was sonst noch gewesen sei, erinnerte sie sich, Apfelsaft getrunken zu haben.

In ähnlicher Weise konnte sich der andere Patient erinnern. Ich war darüber maßlos erstaunt, da Evi sich sonst an solche, besonders für sie unbedeutende Ereignisse meist nicht erinnern konnte, auch wenn man sie wenige Minuten später danach fragte.

Mir wurde klar, dass auch bei diesem Beispiel der gespürte „Input" ins Gehirn ausschlaggebend dafür war, dass das Ereignis im Gehirn gespeichert und wieder abgerufen werden konnte.

Ich habe diese oben genannten Beispiele, stellvertretend für viele ähnliche Erlebnisse, ausführlicher geschildert, weil ich diese Erfolge an der eigenen Tochter und vielen anderen Patienten selbst erleben durfte. Dies hat mich auch als kritischen Menschen zutiefst davon überzeugt, dass

- offenbar der gespürte Input ins Gehirn bei Hirnverletzten, aber auch bei gesunden Menschen, besser abgespeichert und demzufolge vom Gehirn besser verarbeitet werden kann, als visuelle oder auditive Inputs.

- deshalb mit der vorgeschilderten „Verbesserung der Wahrnehmung des Umfelds" viele Defizite bei hirnverletzten Menschen kausal erfolgreich behandelt werden können, wie zum Beispiel Sprechen, Schlucken, Gehen und die Bewältigung der Aktivitäten des täglichen Lebens (AdL) etc.

## 18 Ernährung durch Sonden

Wenn die orale Ernährung nicht oder noch nicht möglich ist, werden die Patienten über Nasen- oder PEG Magensonden ernährt.

Eine Nasensonde ist für den Patienten oft sehr unangenehm, weil sie bei der Mund-, Bronchial- und Nasentoilette hinderlich ist, Würgereize auslösen kann und die Gefahr besteht, dass der Patient diese absichtlich oder unabsichtlich herauszieht.

Deshalb sollte die Nasensonde durch eine PEG-Magensonde ersetzt werden, bei der der Ernährungsschlauch unter endoskopischer Überwachung direkt in den Magen eingebracht und mit einem kleinen Teller fixiert wird. Die Gefahr, dass der Patient diese Magensonde herauszieht, kann durch den erwähnten Teller im Magen oder durch entsprechende Schutzverbände minimiert werden. Die geschilderten sonstigen Behinderungen entfallen.

Die richtige Tropfgeschwindigkeit der Sondennahrung ist wichtig, weil zum Beispiel eine zu schnelle Durchlaufgeschwindigkeit leicht zum Erbrechen führen und auch Pein durch Blähungen auftreten kann. Erbrechen ist bei Patienten mit Trachealkanülen besonders gefährlich, da die erbrochene flüssige Sondennahrung bei der kreisrunden Öffnung an der Trachealkanüle in Luftröhre, Bronchien und die Lunge gelangen kann. Neben den Würgereizen kann das eine Pneumonie (Lungenentzündung) zur Folge haben.

Allen Ärzten, Pflegekräften und Therapeuten empfehle ich, durch Selbsterfahrung vertieftes Verständnis für die Ernährung mit Sondennahrung zu bekommen, etwa wie es der Chefarzt einer amerikanischen Rehaklinik von mir verlangt hat.

**Beispiel:** Sonderernährung

Ich musste mich zwei Tage lang ausschließlich von Sondennahrung ernähren, ohne irgendetwas anderes zu essen oder zu trinken. Obwohl ich die Sondennahrung wie angeordnet in kleinsten Schlucken zu mir nahm, hatte ich erhebliche Blähungen und Bauchschmerzen, obwohl ich mich bewegen, laufen und Flatulenzen ablassen konnte, was die Patienten meist nicht können.

Die durch Sondennahrung, insbesondere bei zu schneller Durchlaufgeschwindigkeit, verursachten Schmerzen können bei den liegenden Patienten vielfältige weitere Komplikationen auslösen, zum Beispiel Verstärkung von Verkrampfungen, Schwitzen, Verschlimmerung von Spastik etc.

## 19 Dekubitus – Entstehung und Vermeidung

Ein Dekubitus ist eine offene, oft infizierte Wunde, umgeben von kraterartigen Haut- und Gewebewölbungen, ähnlich einem Vulkankrater. Auf gar keinen Fall darf ein Dekubitus im TZB entstehen.

In aller Regel entsteht ein Dekubitus, wenn der Patient nicht richtig gelagert und/oder umgelagert wird, hauptsächlich aber, wenn eingenässte oder durch Stuhlgang verschmutzte Windeln nicht unverzüglich entfernt und der Patient gewaschen und eingecremt wird.

Im TZB bemühen sich Ärzte und Pflegepersonal bei eingelieferten Patienten mit Dekubital-Geschwüren um eine schnellstmögliche Abheilung, da diese dem Patienten große Schmerzen mit gravierenden Folgen für den Rehabilitationsfortschritt verursachen und im schlimmsten Fall zur Sepsis führen können.

## 20 Inkontinenz, Blasenkatheder, Blasen-Darm-Training

Blasenkatheder zur Urinentleerung und zur Kontrolle der Flüssigkeitsbilanz werden vielen Patienten in der Akutphase gelegt. Sie sind für den Patienten unangenehm, können Schmerzen verursachen, sind oft Ursache für Blasenentzündungen und können vom Patienten herausgezogen werden. Bei weiblichen Patienten treten öfter bakterielle Blaseninfekte infolge des relativ kurzen Harnleiters auf. Deshalb sollten Blasenkatheder ehestmöglich durch eine sogenannte Kondom-Urinalversorgung bei männlichen und durch Blasenentleerung in Windeln bei weiblichen Patienten ersetzt werden.

Trotzdem ist die Blasen- und Darminkontinenz ein großes Problem für die Patienten und behindert den Rehabilitationsfortschritt, weshalb so bald wie möglich mit einem Blasen-Darm-Training begonnen werden sollte. Dazu wird ein zeitlich exakt festgelegter Plan erstellt, in dem die Uhrzeiten für Nahrungs- und Flüssigkeitsaufnahme und deren Menge ebenso festgelegt sind, wie die exakten Uhrzeiten, bei denen der Patient auf die Toilette gesetzt werden muss und wann Flüssigkeit und/oder Stuhl ausgeschieden wird.

Der Transfer auf die Toilette sollte wie im folgenden Abschnitt 21 beschrieben erfolgen. Obwohl dieses Verfahren einen gewissen Aufwand verursacht und bei anfänglichen Misserfolgen Frust bei den Behandelnden auslösen kann, ist es mittelfristig meist erfolgreich. Der Aufwand ist allemal lohnend, wenn der Patient kontinent ist und, sofern er die Toilette nicht selbst aufsuchen kann, sich diesbezüglich wenigstens bemerkbar macht.

Bei meiner Tochter wurde dieses Blasen-Darm-Training in der Rehaklinik Valens konsequent durchgeführt, und nach einigen Wochen war die Inkontinenz beseitigt.

## 21  Transfer

Der Transfer von nicht gehfähigen Patienten vom Bett in den Rollstuhl und dann zum Bestimmungsort sollte prinzipiell über das Stehen auf den eigenen Füßen

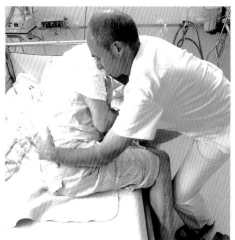
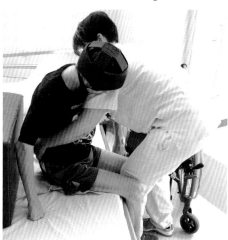

*Transferbeispiel*                                    *Transferbeispiel*

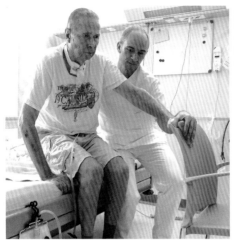
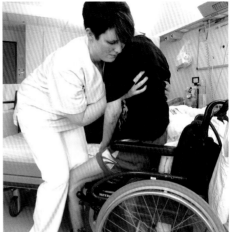

Transferbeispiel                                    Transferbeispiel

oder mindestens durch Spüren des Fußbodens und des Erspürens des Umfelds, zum Beispiel der Armlehne des Rollstuhls beziehungsweise des Zielobjektes, erfolgen.

Dies vermittelt den Patienten vielfältige Informationen über ihr Umfeld, verbessert somit ihre Wahrnehmung und begünstigt die Eigenreflexe des Gehirns mit dem Ziel, die Bewegung selbst auszuführen.

Natürlich ist es einfacher und zeitsparender, den Patienten im Bett oder im Rollstuhl ohne Stehen auf seinen Füßen zum Zielort zu transportieren, aber der Patienten hat davon keinen Nutzen.

Ich verweise auf die diesbezüglichen Ausführungen von Pat Davies.

## 22 Aktivitäten des täglichen Lebens (AdL), Körperpflege, Ankleiden, Nahrungs- und Flüssigkeitsaufnahme etc.

Die Ernährung sollte bei Patienten, die zwar schlucken, aber nicht selbst essen können, nicht durch Füttern durch Betreuungspersonen erfolgen, sondern, wie nachfolgend geschildert.

• Der Patient wird aufrecht in einen Stuhl gesetzt, ein Bein sollte einen Holztischfuß berühren, die Unterarme liegen auf dem Tisch. So hat der Patient Kontakt zu seinem Umfeld und nimmt es wahr.

- Sofern möglich, hält der Patient das jeweilige Besteck selbst, und der Therapeut führt die Hand des Patienten von vorne zum Mund.
- Damit der Patient sich nicht durch die für ihn überraschende Berührung „verschluckt", sollte Spürkontakt mit dem Tisch, der Nahrung/dem Besteck erfolgen, zum Beispiel am Kinn, an den Lippen, dann am Mund. Die andere Hand des Patienten liegt auf dem Tisch.
- Das Gleiche gilt analog beim Waschen/Duschen, Eincremen, Rasieren etc., wobei der Patient sich selbst wäscht etc., indem seine Hand vom Therapeuten geführt wird und die andere Hand des Patienten Kontakt zur jeweiligen Umgebung hat.

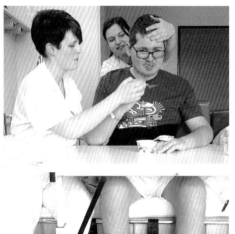

*Esstraining*

*Esstraining*

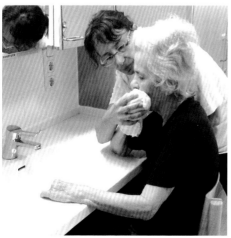

*Waschen mit therapeutischer Hilfe*

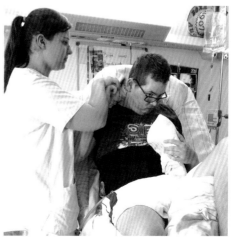

*Morgentoilette mit therapeutischer Hilfe*

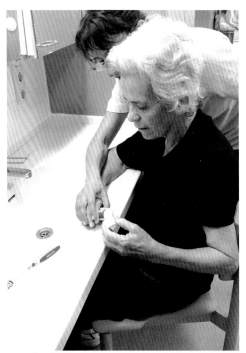
*Mundhygiene mit therapeutischer Hilfe*

Dadurch erhält der Patient Informationen über seine Umgebung und fühlt sich sicher. Er versteht, was geschieht, hat keine Angst, entwickelt ein Körpergefühl, und er erschrickt nicht. Er nimmt keine Abwehrhaltung ein wie zum Beispiel oft dann, wenn der Patient geduscht, gewaschen oder eingecremt wird und er dabei wenig Kontakt zu seinem Umfeld hat.

Auch bei allen anderen Aktivitäten, zum Beispiel beim Zähneputzen, Telefonieren, Betrachten von Gegenständen etc., sollte der Patient ausreichende Informationen über sein jeweiliges Umfeld durch gespürte Information haben.

Das Gleiche gilt auch für Patienten, die sich nicht selbst an- und auskleiden können. Auch dabei sollte der Patient Spürkontakt zu einer festen Umgebung haben und sich selbst mit Führung durch die Betreuungsperson an- oder auskleiden.

Angehörige sollten in diese Aufgaben und deren Hintergründe in der Rehaklinik eingewiesen werden, damit sie dies nicht nur dort, sondern auch später zu Hause beherrschen.

Natürlich ist das einfache Duschen, Abbrausen, Füttern etc. viel zeitsparender, bringt aber dem Patienten keinen Nutzen, während die vorbeschriebene Methode eine wichtige Therapie darstellt, die den Rehabilitationserfolg fördert.

Wichtig ist die Mundhygiene auch im Frühstadium, wenn der Patient noch nicht oral ernährt werden kann. Denn wie schon in Kapitel 7 Abschnitt 14 beschrieben, ist das Zähneputzen auch in dieser Phase sehr wichtig und dient nicht nur der Mundhygiene, sondern auch der Stimulation.

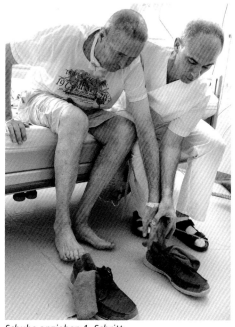

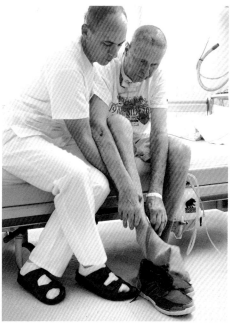

*Schuhe anziehen 1. Schritt*

*Schuhe anziehen 2. Schritt*

# 23 Spastik- und Kontrakturbehandlung

## Spastik

Spastik ist ein Symptom der Schädigung des Gehirns, des Rückenmarks und des zentralen Nervensystems. Je nachdem, welche Hirnareale geschädigt sind, können verschiedene Körperteile betroffen sein, zum Beispiel Hals, Schulterblätter, ein oder beide Arme, Hände, Finger, Füße etc.

Je nach Ausprägung der Schädigung können zusätzlich die Hals- und Rumpfmuskulatur betroffen sein, ebenso wie auch die Gesichts-, Sprach- und Schluckmuskulatur, was zu Problemen beim Schlucken, Sprechen, bei der Mimik und beim Sehen (Doppelbilder) führen kann.

Spastik kann zum Beispiel nach einem Schlaganfall, nach einem Sauerstoffmangelereignis, einer Hirnblutung, einem Tumor, einer Gehirnentzündung oder einer traumatischen Schädigung durch Unfall auftreten.

Die Spastik sollte möglichst kausal mit physiotherapeutischen Maßnahmen behandelt werden anstelle der Symptombehandlung durch Medikamente. In Kapitel 5 und Kapitel 7 Abschnitt 6, 7, 10, 16 und 21 sind Behandlungsmöglichkeiten und auch prophylaktische Maßnahmen geschildert.

Durch die Behandlung nach dem Davies, Bobath, Affolter und Kay Coombes Konzept können die Muskelspannung gesenkt und die Bewegungsfähigkeit gefördert werden.

Vielfältig wird eine schmerzbedingte Muskelhyperaktivität oft fälschlicherweise als Spastik diagnostiziert. Wenn der Patient einer schmerzfreien passiven Bewegung Widerstand entgegensetzt, handelt es sich meist um Spastik.

Wenn der Patient jedoch nur dann Widerstand gegen passive Bewegungen leistet, während er Schmerz verspürt, handelt es sich um eine normale Abwehrreaktion des Patienten. Er reagiert hypotonisch. Diese Muskelhyperaktivität ist besser als reaktionsloses Verhalten bei auftretenden Schmerzen. In Kapitel 7 Abschnitt 6 habe ich aufgelistet, wodurch Schmerz verursacht werden kann.

Stellt der Arzt erhöhte Respons-Reaktionen (Hyperreflexe) fest, wenn er die Reaktion mit dem Reflexhammer prüft, handelt es sich meist um Spastik. Sollte diese nicht mit physiotherapeutischen Maßnahmen erfolgreich behandelt werden können, ist eine medikamentöse Behandlung für einen beschränkten Zeitraum nach individueller Abwägung indiziert.

In besonders gelagerten Einzelfällen kann eine sogenannte Lioresalpumpe eingesetzt werden, die neurochirurgisch implementiert wird und die spinal gleichmäßig Baclofen abgibt und deren Depot nachgefüllt werden kann.

Nervenblockaden mit Phenol werden im TZB nicht mehr durchgeführt, da die Erfahrungen ungünstig waren.

Im TZB wird bei starker Spastik nach individueller Abwägung eine einmalige Botoxmuskelinjektion mit einer relativ geringen Dosierung angewandt, deren Wirkung ca. drei Monate anhält und durch die die Spastik unterdrückt wird. Das dadurch entstehende Zeitfenster nutzen die Physiotherapeuten intensiv zur Behandlung der Spastik.

Einige unserer Lehrtherapeuten haben Vorbehalte gegen Nervenblockaden, den Einsatz von Lioresalpumpen sowie Botox-(Botulinum-)Muskelinjektionen, da es in Folge zu Muskelschrumpfungen kommen kann. Insbesondere bei Botox ist zu beachten, dass das injizierte Botulinum nicht an der Injektionsstelle verbleibt, sondern im Körper wandern und möglicherweise unerwünschte Nebenwirkungen hervorrufen kann.

Im TZB wurden mit Botoxinjektionen gute Erfahrungen gemacht und kaum Nebenwirkungen beobachtet, insbesondere deshalb, weil dadurch intensive Physiotherapie in Sonderfällen erst ermöglicht wird, zum Beispiel die Behandlung vieler Defizite, beispielweise bei pflegerischen Indikationen wie Finger-, Beuge-, Aduktorenspastik etc. sowie bei anderen peripheren Defiziten, wie unter anderem Spitzfüße usw.

## Kontraktur

Kontraktur bezeichnet die Versteifung eines Gelenks. Muskeln, Sehnen, Bänder und Nerven sind durch die Schädigung des zentralen Nervensystems verkürzt, wodurch es zu starken Versteifungen und fehlerhaften Gelenkstellungen kommen kann. Die Gelenke sind dann nicht mehr zu bewegen, sind zementartig hart und verursachen beim Bewegungsversuch starke Schmerzen.

Das Erscheinungsbild reicht von nach innen gerollten Fingern oder Händen, angewinkelten Ellbogen, versteiften Schultergelenken, überlagerten Schulterblättern, nach innen oder außen angewinkelten Knien, verformten Fußbereichen und Zehen, Spitzfüßen bis zum Rotieren von Oberschenkeln und Fußbereichen.

Häufig treten Kontrakturen durch Spastik oder durch langes Liegen und falsche Lagerung auf, die nur durch eine gute Prophylaxe zum Beispiel durch fachgerechtes Umlagern, Stehen auf den eigenen Füßen, in verschiedenen Fällen auch durch Anlegen von Schienen, vermieden werden können und durch die in Kapitel 7 geschilderten Behandlungsmethoden.

Kontrakturen zum Beispiel an den Schulterblättern oder Schultergelenken können auch durch Lagern des Patienten in Bauchlage auf einem ca. 50 cm hohen körperangepassten Schaumstoffkissen, bei Bedarf mit einer Aussparung für die Trachealkanüle, verbessert werden. Dabei hängen die Oberarme frei nach unten, nur die Unterarme liegen auf der Matratze auf. In dieser Lage kann auch krankengymnastisches Aufdehnen der Kontrakturen an Schulterblättern und Oberarmgelenken erfolgen.

Zu beachten ist, dass sich verstärkt im Bereich von Gelenken, die durch Kontrakturen meist zementartig fest sind, heterotope Ossifikationen bilden können (siehe Kapitel 7 Abschnitt 24). Die krankengymnastische Behandlung sollte deshalb von entsprechend weitergebildeten erfahrenen Therapeuten durchgeführt werden.

Sofern die Rückbildung der Kontraktur durch eine aktive Bewegungstherapie nicht erreicht werden kann, erfolgt die Kontrakturbehandlung meist mit redressierenden Gipsen. Der betroffene Körperteil wird dabei in Richtung Normalstellung so weit wie möglich aufgedehnt und dann von erfahrenen Therapeuten mit Polsterung ummantelt und eingegipst. Bis zur Aushärtung des Gipses muss der betroffene Körperteil in der korrigierten Stellung gehalten werden.

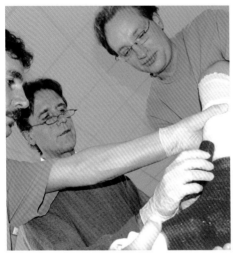
*redressierendes Gipsen*

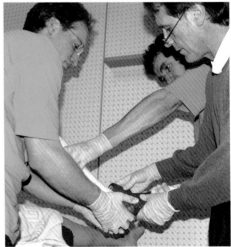
*redressierendes Gipsen*

Nach etwa einer Woche wird der Gips entfernt, das betroffene Körperteil erneut etwas weiter aufgedehnt und wie vorbeschrieben eingegipst. Das Seriengipsen ist so lange fortzusetzen, bis die vollständige schmerzfreie Korrektur des betroffenen Körperteils erreicht ist und kann nur von entsprechend geschulten und erfahrenen Therapeuten durchgeführt werden. Druckstellen, die unnötigen zusätzlichen Schmerz verursachen, sind durch Polsterung möglichst zu vermeiden.

Anschließend erfolgen Mobilisierung und Muskelaufbau durch krankengymnastische Behandlung. Weiterhin kommen dann manuelle Techniken auch nach Maitland, Butler, Kaltenborn, Cyriax und Gisela Rolf zum Einsatz.

Kontrakturen sollten nicht vorrangig durch chirurgische Interventionen (z. B. Durchtrennen oder Verlängern von Sehnen etc.) behandelt werden, sondern durch Aufdehnen und anschließendes zirkuläres Gipsen von betroffenen Gelenken, zum Beispiel von Armen, Beinen und Händen.

Nur wenn die Rückbildung der Kontrakturen nach Ausschöpfung aller physiotherapeutischen Möglichkeiten und durch Redressieren mit Gipsen nicht erreicht werden kann, kann eine chirurgische Behandlung erwogen werden, die aber ausschließlich von Chirurgen durchgeführt werden sollte, welche Erfahrung mit hirnverletzten Patienten haben (u. a. heterotope Ossifikation).

Eine Behandlung von Spastik, Muskelhyperaktivität und Kontrakturen sollte im Übrigen nach Pat Davies, die große Erfahrung auf diesem Gebiet hat, erfolgen.

## 24 Heterotope Ossifikation

Mit heterotoper Ossifikation bezeichnet man den Umbau von Gewebe außerhalb des Skelettsystems in knöchernes Gewebe.

Heterotope Ossifikationen sind eine Folge von Gewebsverletzungen, die besonders nach einem Schädel-Hirntrauma, einer Rückenmarksverletzung oder verschiedenen anderen Nervenverletzungen auch nach Operationen und Überbelastungen auftreten können. Sie können zehn bis zwölf Tage nach dem Schädigungsereignis beginnen. Der Knochenbildungsprozess kommt meist erst nach sechs Monaten, in Einzelfällen erst nach einem Jahr, zum Stillstand.

Ursache für die heterotope Ossifikation nach Hirntrauma sind vermutlich Gewebsverletzungen durch den Widerstand gegen die Schmerzen, die der Patient erleidet oder die ihm zugefügt werden und die er nicht artikulieren kann, wie zum Beispiel während einer physiotherapeutischen Mobilisation. Es empfiehlt sich deshalb, den Patienten zeitweise unter Monitorüberwachung zu behandeln, sodass bei Veränderungen der Vitalfunktionen auf Schmerzempfinden geschlossen werden kann.

Heterotope Ossifikationen können Schmerzen oder mechanisch bedingte Bewegungseinschränkungen aller Schweregrade verursachen und können am besten durch die im Kapitel 7 geschilderten Maßnahmen verhindert werden.

## 25 Fixierung, Schutzvorrichtungen, Patientenschutz

Freiheitsentziehende Maßnahmen schränken den Patienten in seiner körperlichen Bewegungsfreiheit ein. Das Fixieren oder Fesseln von Patienten ist unter allen Umständen zu vermeiden. Mir ist kein einziger Fall bekannt, wo dies unbedingt erforderlich war und eine Gefährdung des Patienten nicht anderweitig vermieden werden konnte, zum Beispiel durch folgende Maßnahmen:

- Das Herausziehen von Sonden, Drainagen, Infusions- oder anderen Zugängen etc. kann oft durch Handschuhe und geeignete Verbände vermieden werden.
- Tragen von Sturzhelmen, Knie-, Hüft-, Armprotektoren, Schaumstoffpolsterungen

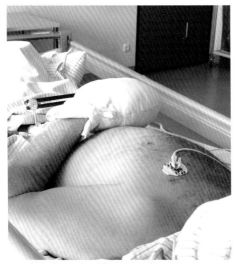
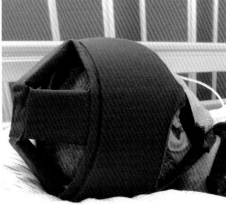

*Handschuhe zur Verhinderung der Selbstgefährdung*            *Sturzhelm*

- in Sonderfällen durch geeignete seitliche Bettschutzvorrichtungen, durch die der Patient nicht gefährdet wird. Diese können nachts oder für kurze Zeit tagsüber verwendet werden, wenn dies rechtlich abgesichert ist.
- Als Sicherung gegen das Herausfallen aus dem Rollstuhl kann zum Beispiel ein Sicherheitsgurt oder ein mit Klettbändern befestigter Rollstuhltisch dienen.
- Besonders gefährdete Patienten können unter Beachtung der gesetzlichen Vorschriften videoüberwacht werden.
- Gefährdete Patienten können auch tagsüber in Therapieräumen auf einer Matratze am Boden unter der Aufsicht der Therapeuten gelagert werden. Dies hat den Vorteil, dass fachgerechte Lagerung und Umlagerung durch die dort tätigen Therapeuten erfolgen können.
- Polsterungen können, wo erforderlich, an gefährdeten Körperstellen angebracht werden.
- Die Stationseingangstüren können mit Zahlenschloss versehen werden, um ein Weglaufen zu verhindern.

Alle diese Maßnahmen gewährleisten auch gefährdeten Patienten Bewegungsmöglichkeiten und sind besser als das inhumane Fixieren.

## 26 Einsatz von mechanischen, elektrischen, elektronischen Hilfsmitteln und Computern

Grundsätzlich kann alles in der Rehabilitation eingesetzt werden, was dem Patienten tatsächlich hilft, sein späteres Leben in Alltag, Beruf und Freizeit zu verbessern, und das die sozialen Kontakte fördert.

Entscheidend ist nicht, dass der Patient seine kognitiven, körperlichen und sonstigen Leistungen nur in einer klinischen Situation zum Beispiel nach der Behandlung mit Hilfsmitteln, Gangtrainern oder Computern etc. verbessert, sondern nur das, was er im späteren Alltag tatsächlich bewältigen kann.

Der Einsatz dieser Geräte ist, je nach den bestehenden Defiziten des Patienten, individuell abzuwägen. Denn der ausschließliche Einsatz von Hilfsmitteln, zum Beispiel eines Gangtrainers, um das Gehen und Treppensteigen zu erlernen, ist meist nicht erfolgversprechend, da zu wenig Lerneffekt erzielt wird. Allzu oft können damit nur Teilvoraussetzungen zum Gehen und Treppensteigen etc. erreicht werden.

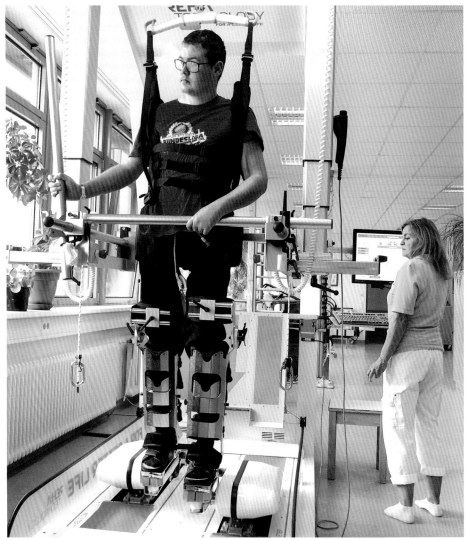

*Patient im Gehtrainer*

Bei hirnverletzten Patienten bestehen häufig vielfältige komplexe Defizite, die meist nicht ausschließlich mit Hilfsmittel- oder Geräteeinsatz zu beheben sind.

Bleiben wir beim Beispiel „Gehen": Voraussetzung für das Gehen ist nicht nur die Beweglichkeit des Rumpfes, der Hüft-, Knie- oder Fußgelenke und der Muskelaufbau, sondern wichtig sind alle auf Wahrnehmungsstörungen beruhenden Defizite, das heißt, auch die Behandlung von Gleichgewichtsstörungen und verschiedener weiterer gestörter Funktionen. Aber nicht alle diese Störungen können mit Hilfsmitteln und Gangtrainern wiederhergestellt werden.

Auch sollte der Patient befähigt werden, nicht nur zu gehen, sondern auch Alltagsprobleme durch zielführendes Gehen zu lösen und zu bewältigen. Ich empfehle, hierzu das Buch von Pat Davies: Wieder Aufstehen, und hier Kapitel 7: Auf dem Weg zum selbstständigen Gehen zurate zu ziehen.

Ähnliches gilt auch für den Geräte- oder Hilfsmitteleinsatz bei vielen anderen Defiziten. Der Nutzen dieser Geräte wird oft in Gutachten und Studien geradezu euphorisch geschildert. Bevor man sich derartige Meinungen zu eigen macht, sollte man jedoch Folgendes prüfen:

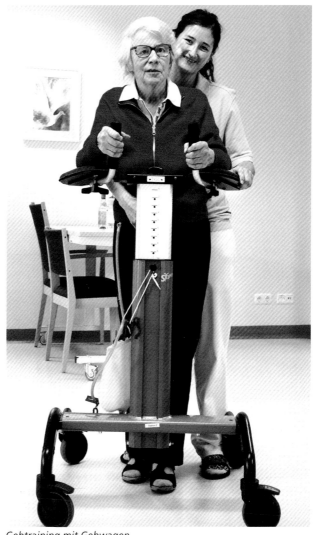

*Gehtraining mit Gehwagen*

• Wurde das Gutachten vom Hersteller beauftragt?
• Hat der Ersteller des Gutachtens wirklich einschlägige langjährige Erfahrung mit den Patienten, für die das jeweilige Gerät eingesetzt werden soll?
• Sind die Untersuchungen über einen ausreichend langen Zeitraum mit entsprechend vielen Patienten und mit einer anderen, nicht mit dem Gerät behandelten Vergleichsgruppe erstellt worden?
• Welchen persönlichen Nutzen hat der Ersteller des Gutachtens?
• Wer hat das Gutachten bezahlt?

Da es zeitaufwendig und oft gar nicht möglich ist, dies alles umfassend im Vorfeld zu prüfen, glauben viele Nutzer den blumigen Versprechungen der Hersteller. Aus Bequemlichkeit und angesichts des Kostendrucks wird der Einsatz von Geräten oft vorschnell für therapeutische Zwecke als sinnvoll und optimal bezeichnet, weil damit im Regelfall Fachpersonal und somit Kosten gespart werden können.

Oft wird der Einsatz derartiger Geräte auch deshalb befürwortet, weil damit in der klinischen Situation Fortschritte rasch erzielbar, gut nachweisbar und somit dokumentierbar sind, obwohl dies dem Patienten in der späteren Alltagsbewältigung manchmal wenig nützt.

Der Einsatz dieser oft sehr teuren Geräte macht meist großen Eindruck auf Patienten, Besucher, Kostenträger und sogar auf Fachkollegen, die mit den therapeutischen Hintergründen nicht ausreichend vertraut sind. Dies spielt auch bei der Rekrutierung von Patienten und bei der Werbung für die Einrichtung eine bedeutende Rolle.

Nach meiner Überzeugung spielt eine mit Schwimmbad, teuren Therapie-Hilfsmitteln und Diagnosegeräten bestens ausgestattete Rehaklinik, die aber kein richtiges Behandlungskonzept und keine entsprechend weitergebildeten Mitarbeiter hat, gegenüber einer Klinik mit einem bewährten Behandlungskonzept und einem fachkundigen therapeutischen Team und wenigen Hilfsmitteln nur eine untergeordnete Rolle.

Hilfsmittel und Geräte wie zum Beispiel Laufband und Gehtrainer etc. können jedoch nach individueller Abwägung sinnvoll für Teilaspekte der jeweiligen Rehamaßnahme erfolgversprechend eingesetzt werden, etwa zur Verbesserung der Beweglichkeit, zum Muskelaufbau, in manchen Fällen auch zum Anbahnen des Gehens etc., und auch, um Kräfte bei den Therapeuten zu sparen.

Es gibt sicher auch weniger geschädigte Patienten, die das Therapieziel weitgehend durch Hilfsmittel- und Geräteeinsatz erreichen können. So ist unter anderem der geräteunterstützte Aufbau einer Kommunikation oder computergestütztes Hirnleistungstraining in Einzelfällen durchaus sinnvoll. Doch entscheidend ist immer, ob der Patient in seinem späteren Alltag einen Vorteil durch den Geräteeinsatz hat.

Wichtig ist zweifelsohne der Einsatz von Computern zur Diagnose verschiedener Defizite und zum späteren Erlernen des Umgangs mit Computern für berufliche und private Zwecke.

**Beispiel:** Einsatz von Therapiecomputern

Auf der Suche nach einer Rehaklinik für meine im Wachkoma liegende Tochter wurde mir in einer Modellklinik für die Rehabilitation von Hirnverletzten von einem Arzt eine neuropsychologische Abteilung mit etwa acht Räumen gezeigt. In diesen Räumen befanden sich verschiedene computerunterstützte Therapie- und Diagnosegeräte und Computer mit großen Bildschirmen, an denen Patienten – jeweils abgestimmt auf ihr spezielles Defizit – trainiert wurden, zur Diagnose und Verbesserung beispielsweise

- der Rechenleistung,
- der Erkennung von Gegenständen mit unterschiedlichen Formen,
- der Farberkennung,
- des seitlichen Erkennens durch Lichtbänder, die seitlich zur Mitte des Bildschirms liefen,
- der Reaktion
- usw.

Die Patienten wurden anfänglich mit relativ einfachen Aufgaben konfrontiert, die Anforderungen wurden später gesteigert, wenn die vom Computer automatisch erstellten Ergebnisprotokolle Verbesserungen auswiesen. Diese objektiv nachweisbare Leistungssteigerung haben mich begeistert.

Als ich später das Therapiekonzept für das TZB erstellte, wollte ich diese Geräte natürlich ebenfalls einsetzen und berichtete den mich beratenden Fachleuten ganz stolz von meiner Absicht. Doch anstelle der von mir erwarteten Begeisterung war deren Reaktion eher reserviert. Ich wurde zudem aufgefordert, die mit den Computern in der Klinik erzielten Fortschritte mit Patienten im Alltag zu überprüfen.

Es gelang mir tatsächlich, dies mit einem Patienten, der in der Rehaklinik beim Computertraining beste Rechenergebnisse sowie beste Ergebnisse in der Farb- und

Gegenstandserkennung und im seitlichen Erkennen erzielt hatte, im Alltag zu erproben. Wir gingen in ein Geschäft, und der Patient sollte mit einem (damals noch) Zehn-Mark-Schein eine Tafel Schokolade, die 1,00 DM kostete, bezahlen und mir sagen, wie viel Geld er zurückbekommen müsse.

Der Patient schaute mich nur mit großen Augen an und war, selbst nach mehrfachen Aufforderungen und Versuchen nicht fähig, auch nur annähernd den Rückerstattungsbetrag zu benennen. Ein ähnlich schlechtes Ergebnis brachten das Erkennen von Gegenständen in der Seitenansicht und die Reaktionen im Alltag, nur das Farberkennen war gut.

Nachdem ich Ähnliches später bei einem anderen Patienten auch feststellen musste, war ich ziemlich ernüchtert und verzichtete auf den Einsatz dieser EDV-unterstützten Geräte für die Therapiezwecke im TZB.

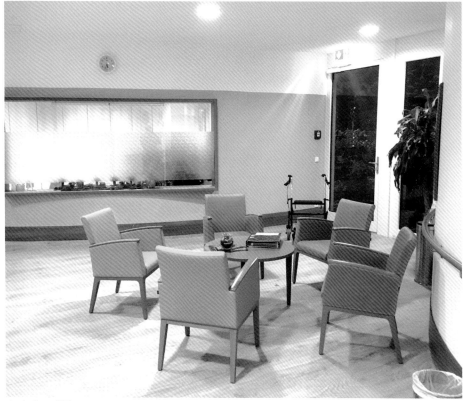

*Ambulanz NZA*

## 27 Ambulante Versorgung

Das TZB erbringt ambulante Leistungen entweder direkt im Anschluss an die stationäre Behandlung oder zu einem späteren Zeitpunkt als eigenständige Behandlungsphase.

Auch Patienten, die nicht im TZB stationär behandelt wurden, können ambulante Leistungen in Anspruch nehmen.

Die ambulante Versorgung erfolgt nach den gleichen in diesem Buch geschilderten Fachkonzepten.

## 28 Prognose, Beurteilung der Rehabilitationschancen

Eine sichere Diagnose, ob und wie weit eine Rehabilitation möglich ist und ob und in welchem Umfang Hirnzellen abgestorben sind, war zum Zeitpunkt der Gründung des TZB und ist auch heute noch nur schwer möglich. Man war und ist auf Interpretationen angewiesen, auch wenn objektiv vorliegende Untersuchungsergebnisse starke Indizien sein können.

Grundsätzlich wird zwischen hypoxischen, traumatischen und sonstigen Hirnschäden unterschieden.

Bei **hypoxischer Hirnschädigung** ist meist das gesamte Großhirn geschädigt, wodurch die Rehabilitationschancen geringer sind. Bei Patienten mit dieser Diagnose ist für gewöhnlich erst mehrere Wochen nach dem Ereignis im CT (Computertomograph) sichtbar, dass sich die Liquorräume gegenüber dem CT unmittelbar nach dem Ereignis vergrößert haben, woraus sich schließen lässt, dass und in welchem Umfang Hirnzellen abgestorben sind.

Bei **traumatischen Hirnschäden** und bei **Aneurysmen** (Hirnblutung) ist meist bereits nach einem bis drei Tagen im CT die Veränderung der Liquorräume sichtbar, woraus sich Schlüsse für das Ausmaß der Hirnschädigung ziehen lassen.

Bei der Beurteilung der Hirnschädigung spielen der Anstieg des Hirndrucks und eine nur in der Anfangsphase, in der Hirnzellen noch absterben, mögliche

Blutuntersuchung, die sogenannte Neuronen-spezifische Enolase (NSE), und der klinische Verlauf eine Rolle. Mit den vorgeschilderten Diagnosemöglichkeiten ist eine einigermaßen zutreffende, allerdings weitgehend auf Interpretation basierende Einschätzung der Rehabilitationschancen und eine vermutliche Prognose möglich. Vielfältig werden dieselben Befunde von verschiedenen Radiologen und Fachärzten jedoch unterschiedlich beurteilt.

Die frühere Auffassung, dass abgestorbene Hirnzellen sich nicht erneuern, ist durch die Hirnforschung zwischenzeitlich widerlegt. Danach können Hirnzellen unter bestimmten Umständen tatsächlich neu entstehen.

Die Tatsache, dass anliegende, nicht geschädigte Hirnareale bei entsprechender Therapie, die Funktionen von zerstörten Hirnbereichen übernehmen können, ist unstrittig (Neuroplastizität, siehe Kap. 7 Abschnitt 2). Eine Prognose, wie weit dies im Einzelfall gelingen kann, ist nur schwer möglich. Mittlerweile wird an aussagekräftigeren Prognosemöglichkeiten geforscht.

Neben den bisher üblichen bildgebenden Verfahren wird versucht, die auf der Darstellung des Glucoseumsatzes bei Hirnaktivität basierende Positronenemissions-Tomographie (PET) in die Diagnostik mit einzubeziehen.

Bei der Diagnose von vorhandenen Hirnleistungsfähigkeiten, zum Beispiel mit elektrophysiologischen Verfahren wie EEG, NLG, PET, Ableitung evozierter Potenziale etc., hat die Medikation (Sedierung) einen großen Einfluss auf die Befunde und kann diese verfälschen.

Obwohl die heutigen radiologischen und elektrophysiologischen Diagnosemöglichkeiten weit bessere Anhaltspunkte für die Einschätzung der Rehabilitationschancen ermöglichen, sollten alle Patienten die Chance zur Rehabilitation erhalten, auch wenn deren Rehabilitationschancen als gering beurteilt werden. Denn mir sind viele Fälle von Patienten bekannt, die trotz negativer Prognose erhebliche, nicht für möglich gehaltene Fortschritte bei richtiger Therapie gemacht haben.

# 29 Dokumentation, Videodokumentation, Hilfsmittelversorgung

## a. Dokumentation

Die Dokumentation und die zunehmend geforderten Zustandsbeschreibungen, Gutachten und Auskunftsersuchen von Kostenträgern und Behörden über die Patienten binden wertvolle Arbeitszeit von Ärzten, Therapeuten und Pflege, die dann nicht für die Patientenversorgung zur Verfügung steht. Umso wichtiger ist es, diese Tätigkeiten auf das notwendige Minimum zu beschränken und so rationell wie möglich zu erledigen.

Es ist hilfreich, wenn Formulare mit allgemeinen Patientendaten, Vorgeschichte, Diagnose, eventuell bestehender Betreuungsverfügung etc. mit Zeilenvorgaben erstellt werden, durch die Wiederholungen und langatmige Schilderungen vermieden werden können. Dieser Dokumentationsbogen sollte das mit dem Patienten angestrebte kurz- und längerfristige Therapieziel enthalten, das meist in der individuellen Patientenkonferenz festgelegt wurde.

Dokumentationen, Auskünfte, Zwischen- und Schlussberichte für Externe sollten ein realistisches Bild des Patienten vermitteln. Nur hierzu bevollmächtigte, erfahrene Mitarbeiter sind dazu berechtigt.

Es muss klar zum Ausdruck kommen, was der Patient dauerhaft kann beziehungsweise welche dauerhaften Fortschritte der Patient gemacht hat. Die Schilderung von nur gelegentlich vorkommenden Fortschritten oder sich widersprechende Schilderungen können bei Kostenträgern und Behörden zu für den Patienten fatalen Fehlentscheidungen führen.

Um unnütze Schreibarbeit zu vermeiden, sollen alle Mitarbeiter, die dokumentieren, Zugriff in der EDV auf die vorerwähnten gleichbleibenden Patientendaten haben. Die für die Dokumentation zur Verfügung stehende Zeit muss strukturiert und klar zeitlich limitiert werden.

Die exakte Evaluation der Ergebnisse der am Patienten geleisteten Arbeit ist nicht nur für externe Kostenträger etc. von Bedeutung, sondern auch für die interne Fortentwicklung des therapeutischen Konzeptes und für die Lehrinhalte des Schulungszentrums.

Von allen Patienten werden mit deren Zustimmung während des Klinikaufenthaltes in bestimmten Zeitabständen Videoaufnahmen angefertigt, um ihre Fortschritte, aber auch ihr Verhalten in Zwischenphasen zu dokumentieren.

## b. Videodokumentation

Die Videoaufzeichnungen, beginnend mit der Aufnahme-Anamnese bis zur Entlassung, dürfen nur zum internen Gebrauch und für Schulungszwecke verwendet werden. Eine externe Verwendung ist nur mit schriftlicher Zustimmung des Patienten oder des Betreuers zulässig.

Durch die Auswertung der Videoaufzeichnung werden viele wichtige und äußerst wertvolle Erkenntnisse gewonnen, die dann in die weitere klinische Arbeit einfließen können. Für das Schulungszentrum sind die Videoaufzeichnungen ebenfalls wertvoll für die Weiterbildung der Fachkräfte.

Zur Verlaufsevaluierung können die verschiedensten Skalen, wie zum Beispiel Rancho-Los-Amigos-Skala, Koma-Remissions-Skala (KRS), Barthel-Index, Functional-Independence-Measure (FIM) etc., dienen. Die Verlaufsevaluierung der motorischen, kognitiven und sozial emotionalen Entwicklung wird vorwiegend anhand systematischer Beobachtungen, Analysen und Testverfahren vorgenommen. Die vorerwähnte Videodokumentation ist hierzu somit ein wichtiges ergänzendes Instrument.

## c. Hilfsmittelversorgung

Für Beschaffung, Wartung und Unterhalt der klinikeigenen Hilfsmittel, zum Beispiel elektrisch oder handbetätigter Rollstühle, Rollatoren, Krücken, Dreiradfahrräder etc., ist eine Person verantwortlich, die diese Tätigkeit (auch in Teilzeit) ausführen kann. Sie hält Kontakt mit den Hilfsmittellieferanten und sucht den günstigsten Weg der Neubeschaffung, veranlasst Wartung und Reparatur beziehungsweise erforderliche patientenspezifische Adaptionen.

Im Idealfall stellen Lieferanten Hilfsmittel für die Erprobung in der Klinik kostenlos zur Verfügung.

Patienten, die nach der Entlassung aus der Klinik Hilfsmittel benötigen, sollen diese in der Klinik unter Anleitung von Fachtherapeuten erproben.

## 30 Wissenschaftliche Studien und Publikationen

Für nahezu jeden Lebensbereich gibt es eine Vielzahl von wissenschaftlichen Studien. Beispiele für den medizinischen Bereich sind unter anderem:

• klinische Studie zur Wirksamkeitsüberprüfung
• Langzeitstudie zur Untersuchung über einen sehr langen Zeitraum
• nicht interventionelle Studie als reine Beobachtungsstudie
• Beobachtungsstudie zur patientenbezogenen Datenerhebung im Gesundheitsbereich
• prospektive Studie zur Wirksamkeitsüberprüfung
• retrospektive Studie zur Untersuchung einer Vorgeschichte
• randomisierte kontrollierte Studie nach dem Zufallsprinzip etc.

Die Wirksamkeit vieler medizinischer Behandlungen – in der Diagnostik und beim Medikamenteneinsatz – wurde durch Studien nachgewiesen und ist inzwischen medizinischer Standard. Tatsache ist aber auch, dass es viele Studien und wissenschaftliche Publikationen gab, die später durch Nachfolgestudien ganz oder teilweise widerlegt wurden. In solchen Fällen hatte sich das optimale Ergebnis oft erst nach Jahren und nach Auswertung vieler konträrer Studien herauskristallisiert.

Vorsicht ist besonders bei Studien geboten, deren Ersteller ein Interesse an einem bestimmten Ergebnis haben oder vom Hersteller des zu untersuchenden Gegenstandes oder Medikamentes beziehungsweise des Entwicklers einer Therapiemethode beauftragt wurden. Das Eigeninteresse des Studienerstellers kann auch bei kontrollierten Studien und durch Randomisierung nicht vollständig ausgeschlossen werden.

Bei Studien im Bereich der Behandlung von Hirnverletzten, Koma und Wachkomapatienten ist es meist aus ethischen Gründen unmöglich, eine Kontrollgruppe zu installieren.

Wie schon erwähnt, war die Studienlage 1988, also vor der Gründung des TZB, so, dass hirnverletzte Patienten nach mehrwöchigem Koma (Apalliker) als nicht rehabilitierbar galten.

Diese fatale Fehleinschätzung konnte erst durch die bisher nicht für möglich gehaltenen Behandlungserfolge im Therapiezentrum Burgau und später auch in vielen anderen Einrichtungen korrigiert werden.

Aus den vorgeschilderten Gründen können Studien auf keinen Fall alleinige Entscheidungsgrundlage für Therapiemethoden, Medikamenteneinsatz, Anwendung von Hilfsmitteln und Geräten usw. sein. Vielmehr sollten immer auch alle anderen, auf den Einzelfall zutreffenden Entscheidungskriterien herangezogen und bewertet werden.

Trotz der kritischen Anmerkungen bezüglich Studien möchte ich keinesfalls den Eindruck erwecken, ein Gegner von wissenschaftlichen Studien zu sein. Vielmehr halte ich sie auch künftig für zwingend notwendig, allerdings sollten das Eigeninteresse des Erstellers und viele andere fehlerverursachende Einflussfaktoren, soweit möglich, ausgeschaltet werden.

Zur Fehlquotenreduzierung sollten die Studien außerdem mit einer möglichst großen Patientenzahl und über einen ausreichend langen Zeitraum angelegt sein.

# Kapitel 8

# Hygiene, Erscheinungsbild, Sauberkeit,

## 1 Hygiene, Sauberkeit

Die Einhaltung der Hygienevorschriften ist von größter Bedeutung. Die einschlägigen gesetzlichen Vorschriften hierzu sind unbedingt zu beachten. Die Verantwortung hierfür hat der Geschäftsführer, der diese auf die Chefärzte übertragen kann. Diese wiederum können im Einvernehmen mit der Geschäftsleitung einen hausinternen oder externen Hygienebeauftragten benennen.

Das gesamte Personal ist in Hygienefragen von den Chefärzten oder von fachkundigen Hygienebeauftragten eingehend zu schulen, beziehungsweise deren Kenntnisse sind in regelmäßigen Zeitabständen aufzufrischen. Die laufende Einhaltung der Hygienevorschriften ist von den Ärzten zuverlässig zu kontrollieren.

Da neu aufgenommene Patienten oft aus Intensivstationen von Akutkliniken kommen und keimbelastet sein können, werden notwendige Isolierungs- und entsprechende medizinische Maßnahmen von den Ärzten verordnet.

Die Sauberkeit hat in der Klinik ebenfalls hohe Priorität. Böden, Fenster, Türen, Lampen und Innenausstattungen sind regelmäßig zu reinigen.

Da Heizkörper durch die Luftumwälzung besonders schnell und stark verschmutzen, müssen diese, insbesondere im Winter, in kürzeren Intervallen gereinigt werden, weil sich ansonsten an den warmen Heizkörperflächen Schmutz und Keime ansiedeln können.

Die Sauberkeit innerhalb des Gebäudes ist laufend zu überwachen (Fußböden, Fenster, sanitäre und sonstige Einrichtungsgegenstände, auch Ecken und Nischen). Insbesondere WCs, Wasch- und Spülbecken, Nasszellen und die medizinischen Ausstattungen sind besonders gründlich zu reinigen. Die Reinigungsqualität von Fremdfirmen ist laufend zu überprüfen.

# 2 Erscheinungsbild

Wichtig ist ein erkennbar gutes Erscheinungsbild der Klinik, sowohl extern wie intern, für das die Geschäftsführung ebenfalls verantwortlich ist. Folgende Punkte sollten beachtet werden:

- Das Gebäude innen und außen, die Außenanlagen und Farbanstriche sind ständig in mängelfreiem Zustand zu erhalten.
- Putzschäden, Schlaglöcher und Risse in Zufahrten und auf Parkplätzen, Beschädigungen jeder Art, Korrosionsschäden, Schäden an Fenstern, Türen, Sanitär-, Heizungs- und Elektroanlagen, medizinischen Ausstattungen und an Fußböden etc. sind ehestmöglich zu beheben.
- Im Außenbereich und in der Eingangshalle, in Fluren, Kommunikations- und Aufenthaltsräumen, Krankenzimmern und Verkehrsbereichen dürfen keinerlei Gegenstände, Waren, Klinikmüll und Gerümpel etc. gelagert werden.
- Defekte Leuchtmittel innerhalb der Gebäude, an Außenleuchten und an der Außenwerbung müssen unverzüglich erneuert werden, wobei keine unterschiedlichen Farben der Leuchtmittel verwendet werden sollen. Wo immer es geht, sollten Leuchtmittel im Warmton verwendet werden.
- Elektro- und Sanitärleitungen und sonstige Rohrleitungen sollen keinesfalls auf Putz verlegt werden.
- Papier, Schmutz, Unrat, Laub, Zigarettenkippen etc. in den Außenbereichen müssen regelmäßig beseitigt werden.
- Besonders unschön ist die sogenannte „Zettelwirtschaft", das heißt, Mitteilungen und sonstige schriftliche Informationen sollen nur an den für diesen Zweck vorgesehenen Tafeln angebracht werden. Alle Hinweistafeln und Schilder sind einheitlich nach festgelegtem Schema zu gestalten.
- Das Aufkleben von Zetteln an Türen, Fenstern, Wänden etc. muss vermieden werden, ebenso das Ankleben von Merkzetteln, Fotos und Ansichtskarten etc. in öffentlich einsehbaren Räumen.
- In Patientenzimmern können die von den Patienten mitgebrachten Bilder, Poster etc. an den dafür vorgesehenen Stellen angebracht werden.
- Pflanzbeete, Bäume, Bepflanzung und Rasenflächen müssen stets gepflegt und frei von Abfällen gehalten werden.

## Kapitel 9

# Hausinterne diagnostische Möglichkeiten

Zu nennen sind hier insbesondere:

- EKG

- 24-Stunden-EKG

- Belastungs-EKG

- Echokardiographie

- 24-Stunden-Blutdruckmessung

- Doppler-/Duplexuntersuchung hirnzuführender Gefäße einschließlich

  TCD

- venöse dopplersonographische Untersuchung

- Oberbauchsonographie

- Schilddrüsensonographie

- EEG

- HD-EEG

- EMG

- NLG (Nervenleitgeschwindigkeit)

- transkranielle Magnetstimulation

- visuell, akustisch und somatosensibel evozierte Potenziale

- konventionelle Röntgendiagnostik

- Computertomographie

- Ösophago-/Gastro-/Duodenoskopie einschließlich Anlage von PEG

- Bronchoskopie

- Laryngoskopie

- neuropsychologische psychometrische Testung

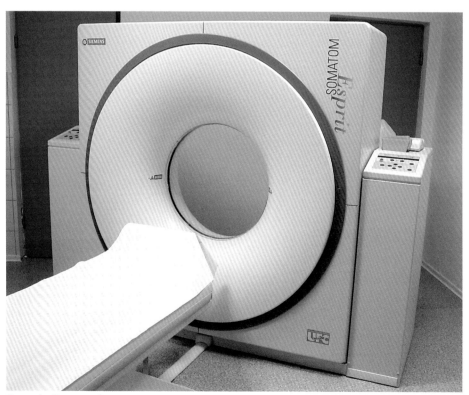

*Computer Tomograph*

## Kapitel 10

# Schulungszentrum

Nachdem das therapeutische Konzept des TZB für die Rehabilitation von schwer Hirnverletzten in Deutschland weitgehend unbekannt war und demzufolge auch nicht praktiziert und gelehrt wurde, verfügten sowohl Ärzte, Pflegekräfte als auch Therapeuten jeder Fachrichtung nicht über das hierfür erforderliche zusätzliche Fachwissen.

Es war deshalb zwingend erforderlich, das gesamte therapeutische Team vor Eröffnung des TZB gründlich weiterzubilden.

Monate vor Aufnahme des ersten Patienten wurde ein Schulungszentrum eingerichtet, in dem erfahrene Lehrtherapeuten das therapeutische Team des TZB in Seminaren in allen zukünftigen Aktivitäten gründlich schulten und deren praktische Durchführung übten. Dabei konnten die Teilnehmer wertvolle Selbsterfahrung machen, da immer ein Teilnehmer, oft mit verbundenen Augen, Patient „spielte", mit dem alle pflegerischen und therapeutischen Behandlungen, wie später mit den Patienten, durchgeführt wurden.

Wie sich nach Eröffnung des TZB herausstellte, war auch dies nicht ausreichend. Deshalb musste die Patientenbehandlung durch erfahrene Lehrtherapeuten supervisiert werden.

Das Schulungszentrum des TZB ist auf Dauer ein wichtiger Bestandteil des klinischen Gesamtkonzepts. Seit Eröffnung des TZB werden dort eigene und externe Ärzte, Therapeuten und Pflegekräfte weitergebildet.

Obwohl für die richtige Behandlung von schwer Hirngeschädigten die Weiterbildung elementar wichtig ist, werden die Kosten hierfür von keinem Kostenträger übernommen, gemäß dem Grundsatz, dass in Deutschland für die Ausbildung der Staat und für die Weiterbildung der Einzelne persönlich zuständig ist.

Es ist deshalb von großer Bedeutung, dass endlich die Weiterbildungsinhalte zur Behandlung von Hirnverletzten als medizinisch-therapeutischer Standard anerkannt und gelehrt werden.

Mit der Übernahme der gesamten Kosten für die Weiterbildung sind die meisten Kliniken überfordert. Diese bestehen aus:

- Gehaltsausfällen für die Freistellung der Mitarbeiter
- Kosten für die Lehr-Therapeuten incl. Reise und Unterbringung
- Unterhalt des Schulungszentrums incl. Gehaltskosten für die Leitung des Zentrums zur Organisation der Seminare
- gesamte Raum-, Gemein- und Overheadkosten
- Bereitstellung und Unterhalt von Ausstattungen und Hilfsmitteln

Von Beginn an mussten die Kosten für das Schulungszentrum im TZB durch Spenden gedeckt werden. Die Einnahmen durch externe Teilnehmer decken meist nur die durch deren Teilnahme entstehenden Mehrkosten. Aber zum Glück gibt es viele engagierte Mitarbeiter, die zur Kosteneinsparung beitragen, indem sie in ihrer Freizeit an den Seminaren teilnehmen und so einen Beitrag zur Senkung der Schulungskosten leisten.

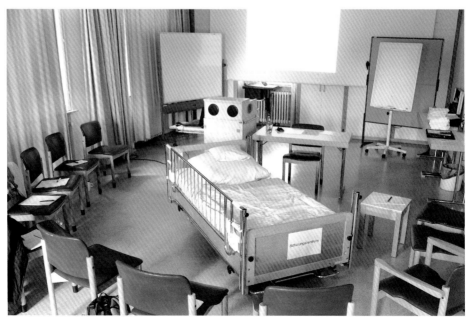

*Schulungsraum*

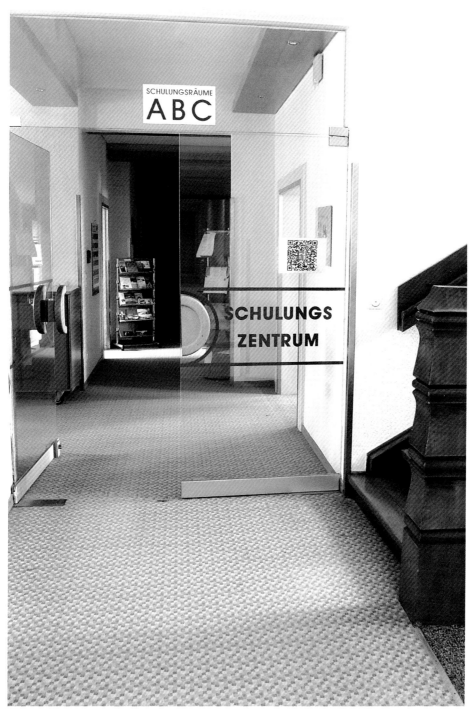

*Eingang Schulungszentrum*

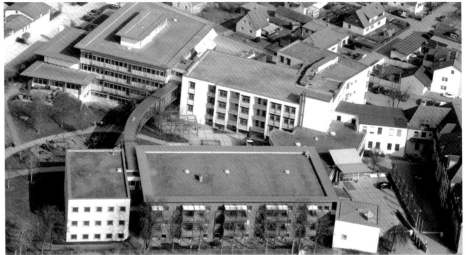

*von oben*

# Therapiezentrum Burgau

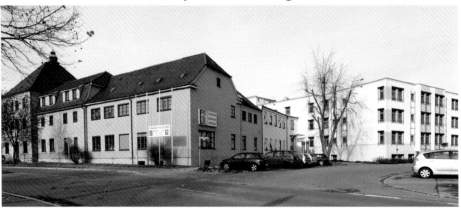

*Süd/Westansicht*

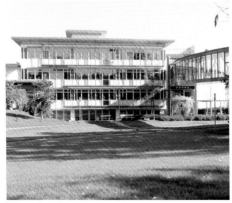

*Therapiegebäude*

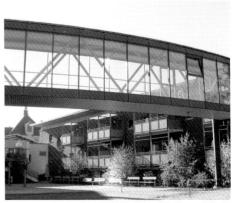

*Bettenbau West mit Verbindungsbrücke*

136

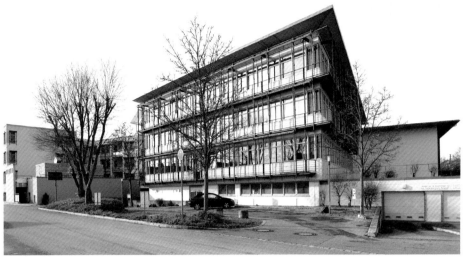

*Nordansicht*

# Therapiezentrum Burgau

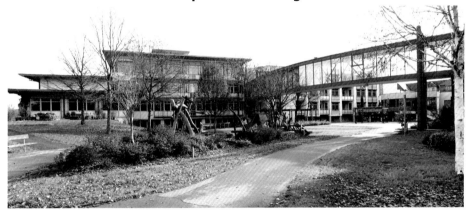

*Gartenbereich*

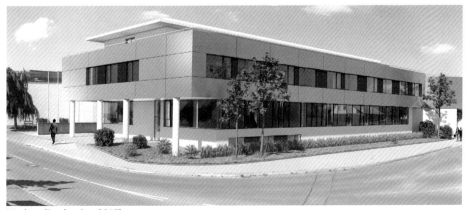

*Neubau (Baubeginn 2017)*

## Kapitel 11

# Nachsorgezentrum Augsburg

www.nachsorge-zentrum-augsburg.de

Das Therapiezentrum Burgau hat erfreulicherweise im Laufe seines Bestehens eine relativ geringe Zahl von Patienten entlassen müssen, die nicht in ihr früheres, familiäres oder berufliches Umfeld zurückkehren konnten, bei denen aber nach Erkenntnissen im TZB noch erhebliches Rehabilitationspotenzial vorhanden war. Diese Patienten waren nach oftmals wochen- oder monatelangem Aufenthalt in der Klinik Burgau therapiemüde, und das klinische Umfeld mit Komapatienten war nicht geeignet für eine weitere Rehabilitation.

Sie fielen erneut in ein Versorgungsloch, weil andere Rehabilitationseinrichtungen mit der Weiterbehandlung dieser hirnverletzten Patienten überfordert waren. Viele Patienten mussten danach wegen gravierender Zustandsverschlechterung erneut stationär im TZB behandelt werden.

Aufgrund dieser Erfahrungen ergab sich die zwingende Notwendigkeit, ein Nachsorgezentrum für dieses Patientenklientel zu schaffen, in dem in einem dem normalen Leben möglichst nahekommenden Umfeld mit weitgehend normaler Tagesstruktur versucht werden sollte, diese Patienten ein Stück weiterzubringen, sie möglichst in die Selbstständigkeit zu führen und eine berufliche und soziale Integration zu erreichen.

Dieses in Burgau entwickelte Weiterbehandlungskonzept wurde im Nachsorgezentrum in Augsburg, Frischstraße 34, umgesetzt.

Der Standort am Rande der Kernstadt und unmittelbar angrenzend an das ebene Areal des Siebentischwaldes mit gepflegten Wegen, Botanischem Garten, Tierpark und mit Straßenbahnhaltestelle in unmittelbarer Nähe ist ideal.

Im 1997 eröffneten Nachsorgezentrum leben 36 Rehabilitanden in sechs Wohngruppen mit jeweils sechs Bewohnern. Ähnlich wie in einer Familie, versorgen sich die Rehabilitanden weitgehend selbst und planen ihren Tagesablauf, wobei die möglichst selbstständige Bewältigung und die Problemlösung der Aktivitäten des täglichen Lebens angestrebt werden.

Die Erprobung von neuen Berufen, soziales Verhalten, das Zurechtkommen in öffentlichen Bereichen, zum Beispiel beim Einkauf und im Verkehr, das Abwickeln der eigenen Finanzen, neue Freizeitaktivität usw., das alles muss neu erlernt werden. Dabei geben Fachtherapeuten, Neuropsychologen, Krankengymnasten, Ergotherapeuten, Heilerziehungspfleger, Logopäden, Arbeits- und Freizeit-therapeuten und Pflegekräfte die erforderliche Hilfestellung und führen „Therapie am lebenspraktischen Objekt" durch.

Ziel ist es, die Bewohner medizinisch, beruflich und sozial zu rehabilitieren und sie für ein weitgehend selbstständiges Leben zu befähigen. Über allem steht das Normalitätsprinzip.

Nicht das einzelne Symptom, sondern der Mensch in seiner gesamten Persön-lichkeit wird gefördert und behandelt.

Da die Rehabilitanden fast alle Mehrfach-Behinderungen und, im Gegensatz zu geistig Behinderten, meist volle Erinnerungen an ihr früheres, unbehindertes Leben haben, stellt diese Aufgabe an das therapeutische Team hohe bis höchste Anforderungen, die nur mit einem interdisziplinären Konzept von Therapeuten der verschiedensten Fachrichtungen bewältigt werden können. Unabdingbar ist hierfür die Zusatzausbildung in den für die Behandlung von Hirnverletzten zwingend erforderlichen gleichen Konzepten wie im Therapiezentrum Burgau.

Das Konzept des Nachsorgezentrums hat sich in den letzten 18 Jahren hervor-ragend bewährt. Mehr als 90 % der Rehabilitanden sind nach Abschluss der Maßnahme wieder in der Lage, bei ihrer Familie (sofern vorhanden) oder zu Hause mit Hilfestellung zu leben. Etwa 35 % der Rehabilitanden können sogar ein eigenständiges Leben in einer eigenen Wohnung bewältigen. Und ein Großteil der Rehabilitanden ist wieder in der Lage, einer Beschäftigung auf dem ersten oder zweiten Arbeitsmarkt nachzugehen, was für ihr Selbstverständnis, aber auch für unser Sozialsystem von größter Bedeutung ist, da hierdurch erhebliche Kosten für die Betreuung und Pflege eingespart werden können.

Im Jahr 2015 wurde ein Erweiterungsbau eingeweiht, in dem insgesamt 26 Wohnplätze für hirnverletzte Menschen mit unterschiedlichstem Hilfebedarf geschaffen wurden. Die Bewohner werden je nach Bedarf betreut und gefördert.

Im ersten und zweiten Stock wurden zwei Wohngruppen für jeweils zehn Bewohner eingerichtet. Zusätzlich sind sechs Appartements für Hirnverletzte entstanden, deren Bewohner weitgehend eigenständig leben können, bei Bedarf mit zusätzlicher ambulanter Betreuung.

Die Betreuung und Förderung der Bewohner erfolgt auch hier nach dem Normalitätsprinzip und einem ganzheitlichen Konzept, mit dem Ziel, tragfähige Perspektiven für ihr Leben und die Gestaltung ihres Tagesablaufs zu entwickeln.

Im Erdgeschoss befindet sich eine große neurologische Ambulanz mit Praxen für Physio-, Ergo- und Logopädie. Diese ambulante Versorgung steht sowohl den Rehabilitanden des Nachsorgezentrums wie auch Patienten, die außerhalb der Einrichtung wohnen, zur Verfügung.

Eine derartige Versorgungskette, wie sie hier im Nachsorgezentrum Augsburg geschaffen wurde, ist in Deutschland bisher einmalig und sollte beispielhaft für notwendige Versorgungsstrukturen hirnverletzter Menschen sein.

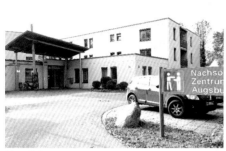

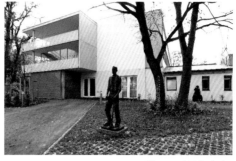

*Haupteingang*

## Nachsorgezentrum Augsburg

*Eingang Wohnheim*

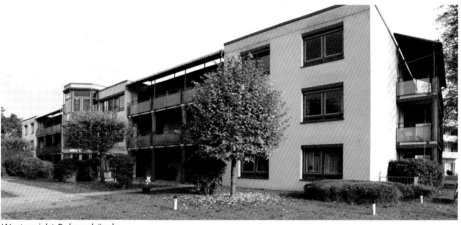

*Westansicht Rehagebäude*

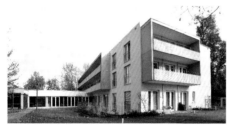

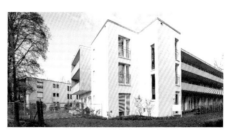

*Süd-/Westansicht Wohnheim*

*Süd-/Ostansicht Wohnheim*

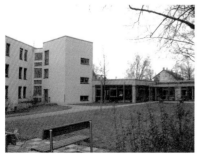

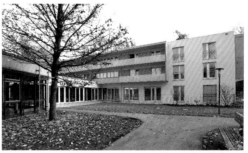

*Ostansicht Rehagebäude*

*Eingangshalle und Wohnheim*

# Schlusswort

Das Behandlungskonzept des TZB wurde in den letzten 27 Jahren mit großem Erfolg praktiziert.

Durch die Einführung der Fallpauschalen und durch die immer geringer werdenden finanziellen Ressourcen besteht die große Gefahr, dass die mühsam erreichten Fortschritte bei der Behandlung von hirnverletzten Patienten zumindest teilweise zunichtegemacht werden.

Wegen der angespannten finanziellen Situation ist es heute ohnehin schon so, dass das Rehabilitationspotenzial der Patienten durch die finanzielle Limitierung von therapeutischen Aktivitäten und durch die verordnete vorzeitige Entlassung von Patienten oft nicht, oder nicht vollständig, ausgeschöpft werden kann.

Wie schon im Kapitel 1 Abschnitt 4 geschildert, ist dies ethisch nicht zu vertreten und auch volkswirtschaftlich gesehen unsinnig, weil behinderte Menschen dann lebenslang einer erhöhten Unterstützung bedürfen. Demgegenüber wäre es sinnvoll, alles Mögliche zu versuchen, um Behinderungen und Pflegefälle, die lebenslang erheblich höhere Kosten verursachen, dadurch zu verhindern, dass die Möglichkeiten der Rehabilitation voll ausgeschöpft werden.

Es ist mein sehnlichster Wunsch, dass der hohe Qualitätsstandard des Therapiezentrums Burgau und des Nachsorgezentrums Augsburg auf Dauer aufrechterhalten werden kann. Die außerordentlich engagierten und qualifizierten Mitarbeiter beider Einrichtungen haben dazu maßgeblich beigetragen und den guten Ruf dieser zwei Zentren durch ihre Fachkunde und ihren Enthusiasmus geprägt.

Ich bin überzeugt, dass auch die Probleme durch veränderte Umfeldbedingungen mit Kreativität und Engagement und ohne allzu große Einschränkungen bewältigt werden können. Das kann allerdings nur gelingen, wenn Gesellschafter, Geschäftsführung, Ärzte, Pflege und die Therapeuten an einem Strang ziehen und ihre Ressourcen weiterhin vollständig und unbelastet durch interne Differenzen zum Wohle unserer Patienten einsetzen.

Nichts bleibt so wie es ist, alles verändert sich in der Zukunft, und alles unterliegt einem Wandel. Dies gilt natürlich auch für das in diesem Buch geschilderte Behandlungskonzept für schwer Hirnverletzte, Koma- und Wachkomapatienten.

Nach meiner Überzeugung stellt dieses Konzept derzeit den optimalen Behandlungsansatz für diese Patientengruppe dar.

Ich hoffe, dass künftige Ergänzungen, Neuerungen und Fortentwicklungen auch tatsächlich eine Verbesserung der Behandlungsqualität erbringen und keinesfalls Einschränkungen oder gar Verschlechterungen.

Es ist mir klar, dass dieses Behandlungskonzept hohe Anforderungen an das therapeutische Team stellt und große Einsatzbereitschaft und Idealismus voraussetzt. Wenn dieses Konzept aus Unkenntnis, Gewinnstreben, durch fehlende finanzielle Ressourcen, Bequemlichkeit, fehlende Fachkenntnis oder mangelnde Einsatzbereitschaft des therapeutischen Teams für nicht mehr zeitgemäß erklärt wird, würde dies einen großen Rückschritt für die Patientenversorgung bedeuten.

Die größte Gefahr sehe ich darin, dass Kritiker zu wenige oder gar keine vertieften Kenntnisse und kaum Erfahrung mit diesem Behandlungskonzept haben.

Auch die Tatsache, dass die offensichtlichen und nachweisbaren Erfolge dieses Behandlungskonzeptes noch viel zu wenig Gegenstand von medizinischen Studien waren, darf nicht zur Ablehnung oder zu Einschränkungen führen.

Eine Rückkehr oder ein teilweiser Rückfall zu den Behandlungsmethoden von 1988, die ich in diesem Buch einschließlich der fatalen Auswirkungen für die Patienten ausführlich geschildert habe, darf keinesfalls erfolgen.

Ich habe mich 28 Jahre mit großem Einsatz für die optimale Versorgung von Hirnverletzten, Koma- und Wachkomapatienten eingesetzt und bin zuversichtlich, dass die gute Versorgungsqualität dieser Patienten auch künftig auf hohem Niveau möglich sein wird.

# Literaturhinweise

Pat Davies (1995): Wieder Aufstehen. Frühbehandlung und Rehabilitation für Patienten mit schweren Hirnschädigungen. Springer Verlag, Berlin

Félicie Affolter (1992): Wahrnehmung Wirklichkeit und Sprache. Neckar-Verlag, Villingen-Schwenningen

Kay Coombes (2015): Die Therapie des Facio-Oralen Trakts F.O.T.T. 4. Aufl., Springer Verlag, Berlin

Anmerkung:

Die Einverständniserklärung jeder der in diesem Buch abgebildeten Person liegt vor und kann bei Bedarf eingesehen werden.